Monthly Book *Derma.*

編集企画にあたって…

JN115763

　口腔粘膜に病変を生じる疾患は以下の三つに分類することができる．第一は皮膚疾患の一症状として口腔粘膜疹を呈するものである．その代表的な疾患は水疱症，扁平苔癬や薬疹である．特徴的な皮疹を生じている場合は皮膚科医が比較的対処しやすいが，皮疹を生じない粘膜限局型では特に口腔粘膜疹の評価が診断や治療を決定づける．また，粘膜疹が重症な場合は，治療において局所治療やケアも重要になってくる．第二は全身疾患により口腔粘膜疹を呈する場合である．具体的には急性ウイルス感染症，性感染症，口腔カンジダ症などの感染症，血液疾患，膠原病，ベーチェット病などが挙げられる．これらは，全身疾患の初発症状となることがあり，その症状を的確に評価する必要がある．特に最近の風疹の流行や急増する梅毒に伴い，粘膜疹の報告が増えていることから，これらの病変を知っておくことは重要である．また，口腔カンジダ症の場合は免疫不全など全身的要因のほかに口腔乾燥や義歯などの局所要因も関与し，口腔粘膜疾患のステロイド外用でも誘発されるので注意が必要である．第三は地図状舌や口腔腫瘍など口腔粘膜特有の疾患である．これらの疾患は皮膚科医が関与することが少ない領域であるが，これまでに述べた口腔粘膜疾患を診療するうえでもある程度知っておくことが望まれる．特に口腔粘膜疹が難治で慢性に経過する場合，常に悪性腫瘍の可能性を念頭に置く必要がある．本書ではいくつかの項目で口腔潜在的悪性疾患(OPMDs)という概念が取り上げられているが，これは WHO が 2017年に頭頸部腫瘍分類で提唱した疾患名である．皮膚科医にとってはなじみのない用語であるが，口腔扁平苔癬などがその代表的な疾患である．

　このように口腔粘膜疾患はその範囲は膨大で，症状も変化しやすく，症例によって粘膜疹が多彩なことがあり，診療は容易ではない．その診療に当たって口腔粘膜疹，皮疹や全身状態を評価すること以外に，症例によっては齲蝕，口腔衛生状態や歯周病，口腔内装置や咬合などの口腔局所の状態も把握する必要が生じる．そのため，私の所属する東京歯科大学市川総合病院では粘膜疾患外来を設置し，口腔扁平苔癬や粘膜類天疱瘡などの疾患は同じブースで皮膚科医と歯科医が同時に診察を行っている．本書ではそのような視点も踏まえ，口腔粘膜疹を生じる主要な疾患について，それぞれの分野のエキスパートの先生方に執筆を依頼した．そのため，著者は 10 名のうち歯科・口腔外科医が 6 名，皮膚科医 3 名，耳鼻咽喉科医 1 名となっている．御多忙の所，素晴らしい原稿を頂いた各先生方に感謝と御礼を申し上げるとともに，本書が皆様の日常診療の一助となれば幸いである．

2020 年 12 月

髙橋愼一

KEY WORDS INDEX

WRITERS FILE
ライターズファイル
（50音順）

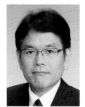

川上　民裕
（かわかみ　たみひろ）

1989年	千葉大学卒業 同大学医学部附属病院，研修医
1992年	東邦大学皮膚科学第2講座，医員
1995年	米国マイアミ大学解剖分子生物学講座留学
1996年	米国サウスカロライナ医科大学リウマチ免疫学講座留学
1997年	東邦大学皮膚科学第2講座，助手・医局長
2000年	聖マリアンナ医科大学皮膚科，助手・講師・助教授
2007年	同，准教授（名称変更）
2018年	東北医科薬科大学皮膚科学教室，主任教授

髙橋　愼一
（たかはし　しんいち）

1983年	慶應義塾大学卒業 同大学皮膚科入局
1987年	同大学大学院修了 北里研究所病院皮膚科，医員
1989年	慶應義塾大学皮膚科，助手
1990年	英国ウェールズ医科大学皮膚科，研究員
1992年	警友病院皮膚科，医員
1992年	東京歯科大学市川総合病院皮膚科，助教授
2004年	同，教授

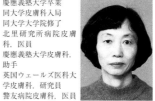

日野　治子
（ひの　はるこ）

1972年	群馬大学卒業 東京大学皮膚科入局
1973年	関東中央病院皮膚科，医員
1975年	東京大学皮膚科，医員
1979年	デンマーク University of Copenhagen 皮膚科，講師
1981年	関東中央病院皮膚科，医長
1985年	同，部長
2012年	同，特別顧問

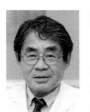

川辺　良一
（かわべ　りょういち）

1982年	東京医科歯科大学卒業 横浜市立大学口腔外科入局
1987年	同，助手
2000年	同，助教授
2008年	聖路加国際病院歯科口腔外科，部長
2016年	大船中央病院歯科口腔外科，部長

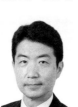

角田　和之
（つのだ　かずゆき）

1992年	東京歯科大学卒業 慶應義塾大学歯科・口腔外科，研修医
1995年	独立行政法人国立病院機構栃木医療センター・歯科口腔外科，医員
1998年	慶應義塾大学皮膚科，助手（学内留学）
2001年	同大学歯科・口腔外科，助手
2004年	同大学総合医科学研究センター，助手
2007年	同大学歯科・口腔外科，助教
2012年	同，専任講師

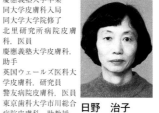

三邉　正樹
（みなべ　まさき）

2012年	東京歯科大学卒業 同大学市川総合病院，歯科臨床研修医
2013年	同大学オーラルメディシン・口腔外科学講座，レジデント
2018年	同大学大学院歯学研究科（オーラルメディシン・口腔外科学講座）修了 同大学オーラルメディシン・口腔外科学講座，レジデント
2020年	牛久愛和総合病院歯科口腔外科，医長 東京歯科大学口腔腫瘍外科学講座，非常勤講師

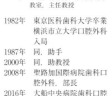

神部　芳則
（じんぶ　よしのり）

1980年	神奈川歯科大学卒業
1984年	東京医科歯科大学大学院（医学部機能学系生化学）修了 医学博士，同大学医学部生化学教室，助手
1987年	自治医科大学歯科口腔外科，病院助手
1994年	同大学歯科口腔外科学講座，講師
2005年	同，助教授
2009年	同，教授
2020年	国際医療福祉大学病院歯科口腔外科，教授

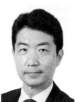

中川　洋一
（なかがわ　よういち）

1980年	鶴見大学卒業
1988年	同大学口腔外科学第二講座，講師
1990〜92年	University of Florida留学
2009年	鶴見大学口腔内科学講座，講師
2015年	同大学歯学部附属病院口腔機能診療科，准教授

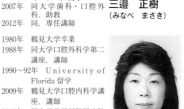

余田　敬子
（よだ　けいこ）

1989年	東京女子医科大学卒業 同大学附属第二病院（現：東京女子医科大学東医療センター）耳鼻咽喉科入局
1991年	同，助手
1999年	埼玉県済生会栗橋病院耳鼻咽喉科，科長
2004年	東京女子医科大学東医療センター耳鼻咽喉科，講師
2009年	同，准教授

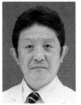

野村　武史
（のむら　たけし）

1995年	東京歯科大学卒業 同大学口腔外科学第一講座入局
1999年	同大学大学院修了
2006年	東京歯科大学口腔外科学講座，講師
2009年	カナダ・ブリティッシュコロンビア大学歯学部に留学
2013年	東京歯科大学口腔外科学講座，准教授
2014年	同大学口腔がんセンター，准教授
2015年	同大学オーラルメディシン・口腔外科学講座，教授
2020年	同大学口腔腫瘍外科学講座，教授/口腔がんセンター長

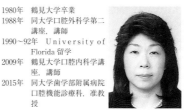

渡邊　友也
（わたなべ　ともや）

2007年	聖マリアンナ医科大学卒業 横浜市立大学附属病院，初期研修医
2009年	同大学環境免疫病態皮膚科学教室入局，シニアレジデント
2010年	同大学医学研究科博士課程入学
2014年	同課程修了 同大学環境免疫病態皮膚科，助教
2016年	米国サウスカロライナ州立医科大学リウマチ・免疫学教室留学
2018年	横浜市立大学環境免疫病態皮膚科，助教

≡INDEX *Monthly Book* *Derma.* No. 304／2021.1 ◆目次

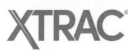
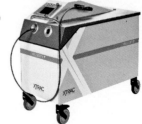

口腔粘膜疾患のすべて

◆編集企画／東京歯科大学市川総合病院教授　髙橋　愼一　　◆編集主幹／照井　正　　大山　学

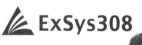

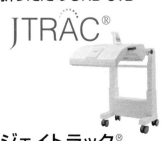

超実践！

がん患者に必要な 口腔ケア

― 適切な口腔管理でQOLを上げる ―

編集 山﨑知子（宮城県立がんセンター頭頸部内科 診療科長）

2020年4月発行　B5判　120頁
定価4,290円（本体3,900円＋税）

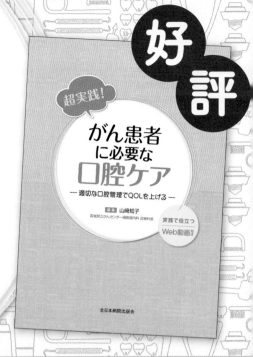

好評

がん患者への口腔ケアについて、重要性から実際の手技、
さらに患者からの質問への解決方法を、
医師・歯科医師・歯科衛生士・薬剤師・管理栄養士の
多職種にわたる執筆陣が 豊富なカラー写真・イラスト、
わかりやすい Web 動画 とともに解説！
医科・歯科を熟知したダブルライセンスの編者が送る、
実臨床ですぐに役立つ 1 冊です！

目 次

全日本病院出版会　〒113-0033 東京都文京区本郷 3-16-4　Tel：03-5689-5989
www.zenniti.com　　　　　　　　　　　　　　　　　Fax：03-5689-8030

MB Derma, 304 : 1-8, 2021.

◆特集／口腔粘膜疾患のすべて

舌の病変

川辺良一*

Key words：糸状乳頭(filiform papillae)，黒毛舌(black hairy tongue)，平滑舌(bald tongue)，口腔潜在性悪性疾患(oral potentially malignant disorders)，白板症(leukoplakia)

Abstract 舌の病変には，特殊粘膜で被覆された舌背の病変と，裏装粘膜よりなる舌縁の病変がある．舌背の特殊粘膜を構成する糸状乳頭の伸長による毛舌や，萎縮による平滑舌・地図状舌などは舌背固有の疾患である．全身疾患の部分症状や他の口腔粘膜疾患によっても，舌乳頭の萎縮・消失をきたす．舌縁は，常時歯や義歯との接触がある部位のため，その物理的な刺激によって，褥瘡性潰瘍などが頻発する．扁平上皮癌と口腔潜在性悪的疾患の好発部位でもあるため，がんの発生を念頭に置いて鑑別診断を行う必要がある．

舌の前方2/3の舌体部は容易に視診・触診できる部位であり，解剖学的に，舌背，舌縁と舌下面に大別される．舌背は，多数の舌乳頭が存在する比較的厚い特殊化粘膜によって覆われているが，舌縁・舌下面は，平滑で柔軟な裏装粘膜によって被覆されている．上皮と内舌筋の間には比較的薄い粘膜下組織があり，舌下面では小唾液腺組織が存在する．本稿では，舌に生じる粘膜疾患を舌背と舌縁に分けて解説し，主な疾患の病態を呈示する．

舌背の病変

舌には4種類の舌乳頭(糸状，茸状，有郭，葉状)が存在する．舌背粘膜は，その主体である糸状乳頭が多数並びビロード様の外観を与える．糸状乳頭(filiform papillae)は，細く尖った円錐形の上皮性の構造物で，結合組織の芯が二次乳頭を派出している．被覆上皮は角化して上皮性乳頭の頂で房を形成している[1](図1)．そのため，健常な舌背粘膜は，うっすらとした白色を帯びており，さら

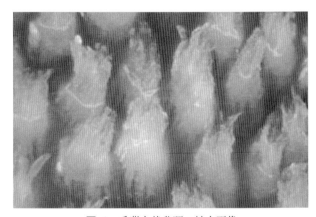

図 1．舌背糸状乳頭の拡大画像

にその表層を舌苔が被覆する．舌苔は，細菌や食物残渣，剥離上皮などを含む舌背上に形成された苔状の付着物であり，個々で，また全身状態・局所環境によって，その色調・厚さなどの性状は様々である．

舌背には固有の特徴的な病変が生じるため，従来独特の名称が用いられている．舌背の病変に関しては，舌乳頭の病態(乳頭の伸長と萎縮・消失)をもとに整理すると理解しやすい．

* Ryoichi KAWABE，〒247-0056 鎌倉市大船6-2-24 社会医療法人財団互恵会大船中央病院歯科口腔外科，部長

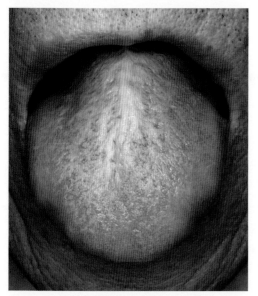

図 2. 毛舌

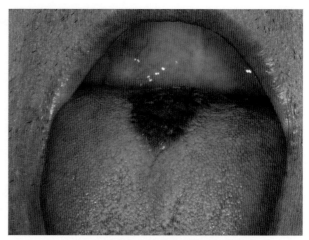

図 3. 黒毛舌

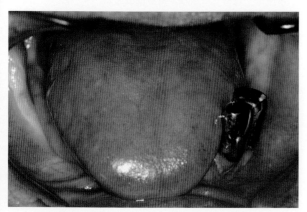

図 4. 鉄欠乏性貧血に起因する平滑舌

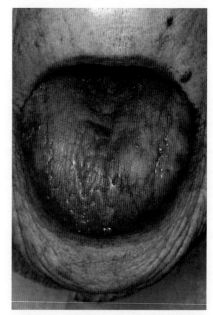

図 5. 口腔乾燥症に起因する平滑舌

1. 舌乳頭の伸長がある

(1) 毛舌・黒毛舌(hairy tongue, black hairy tongue):糸状乳頭の角質層の剝落遅延・増生が起き,糸状乳頭が伸長し毛髪に類似した状態を毛舌と呼ぶ.舌背中央の舌分界溝前方に限局して起こる(図 2).発生には薬剤が関与していることが多い.菌交代現象の際には,増殖した細菌によって黒色色素が産生されるため,毛舌部を中心に黒色を呈し,黒毛舌と呼ばれる(図 3).

2. 舌乳頭の萎縮がある

a) 広範囲,ときに舌背全体の舌乳頭の萎縮

(1) 平滑舌(bald tongue):舌乳頭の萎縮によって,舌背が平滑となって暗赤色を呈するものを平滑舌と呼ぶ.萎縮の程度が軽度であれば,部分的に舌乳頭の構造が認められるが,重度になると,舌乳頭は消失して舌背全体が平滑となる(図 4,5).従来,平滑舌という呼称が用いられているものの,その範疇に含まれる疾患は明確ではない.原因疾患が貧血,ビタミン欠乏症および Sjögren's syndrome などの重度の口腔乾燥症の場合,また原因不明の際に用いられることが多い.鉄欠乏性貧血の平滑舌は Plummer-Vinson syndrome の部分症状であり,ビタミン B_{12} 欠乏症の際には,

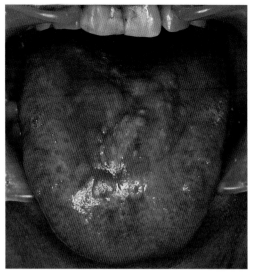

図 6. 口腔苔癬様病変
平滑となった舌背に白斑・紅斑・びらんを認める.

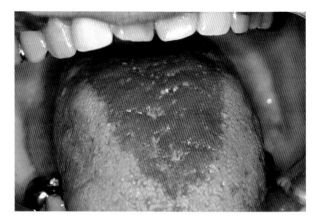

図 7. 舌背の急性紅斑性カンジダ症

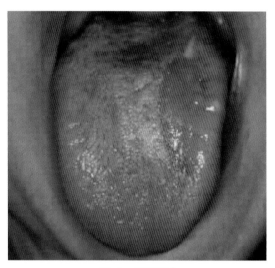

図 8. 地図状舌
白色に縁どられた紅斑が地図を形成

Möller-Hunter glossitis と呼ばれる萎縮性舌炎を呈する.

(2) **扁平苔癬(lichen planus)**：口腔扁平苔癬と口腔苔癬様病変は，角化の亢進した線状の白斑と萎縮性紅斑によって構成される．典型例では両側頬粘膜をはじめ口腔粘膜に網状・環状の病変を形成するが，舌縁では，斑状の白斑と紅斑を生ずる場合が多く，舌乳頭の萎縮を伴って紅い平滑な舌背粘膜を呈することもある(図6).

(3) **カンジダ症(candidiasis)**：口腔粘膜の真菌症の多くは，*Candida albicans* による．急性偽膜性カンジダ症では，舌背粘膜をはじめ口腔粘膜に小白苔(偽膜)が多発性に生じる．早期には偽膜は除去可能で紅色の剝離面を認めるが，経時的に偽膜の剝離は困難となる．偽膜形成がなく，粘膜の紅斑と萎縮を特徴とする場合は紅斑性(萎縮性)カンジダ症と呼ばれ，舌背と接する口蓋粘膜にも同様の病変を認める(図7).

b）局所的な舌乳頭の萎縮

(1) **地図状舌(geographic tongue)**：舌背表面に，辺縁が白色の円形ないし半円形の境界明瞭な紅斑が多発性に生じ，癒合拡大するため舌背が地図状を呈する(図8).紅斑は舌乳頭の萎縮，辺縁の白色を呈する部分では糸状乳頭の過角化によって生じるが，原因は不明である．地図状の斑は，

乳頭の角化に伴い日によって移動し慢性に経過するが，ときに移動を欠く場合がある．なお，地図状舌と溝状舌の合併が多いことが知られている.

(2) **溝状舌(fissured tongue)**：舌背表面に多数の溝のある舌で，典型例では舌背を前後に走る正中溝とその側方に葉脈状に広がる複数の溝よりなる(図9).深い溝の中では乳頭は萎縮し，粘膜面は平坦となる．溝内に食物残渣が停滞し不潔になって炎症を起こすと，疼痛を惹起する．多くは後天的に生じ，加齢とともに溝の数は増し，深くなる.

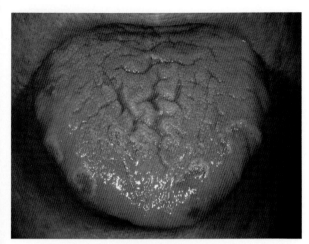

図 9. 溝状舌
舌背の多数の深い溝. 歯圧痕も認める.

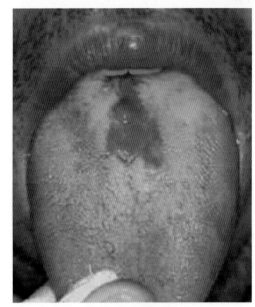

図 10. 正中菱形舌炎
舌乳頭の萎縮した楕円形の紅斑内に
小隆起を認める.

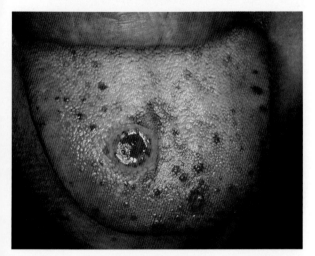

図 11. 遺伝性出血性末梢血管拡張症の舌背病変
赤色小病変が散在する.

(3) **正中菱形舌炎**(median rhomboid glossitis):舌背後方の正中部に,前後に長い菱形ない し楕円形の紅斑として認められる.舌乳頭は萎縮 消失しており,局面は赤色平滑または結節状や顆 粒状に隆起する.ときに紅斑の一部に白斑を生じ る場合もある(図 10).以前は,胎生期における不 対結節の癒合不全が原因として挙げられていた が,現在は否定的であり,原因不明である.病変 部からの *Candida albicans* 検出率は70〜80%と高 いが,同真菌は口腔常在菌で,多様な口腔粘膜病

変部からも検出されるため,本疾患の病態形成機 序に関与しているか断定されていない[2].原因不 明な舌病変の治療は,舌痛に対する含嗽薬などの 対症療法が中心となる.

3.**粘膜下組織の病変による舌乳頭の萎縮・消失**

全身疾患の部分症状として,舌背粘膜下組織に 病変を生じると,舌乳頭の萎縮をきたす.全身性 アミロイドーシスでは,巨舌症や舌粘膜下の多発 性腫瘤を生じ,同時に舌は硬くなり,舌粘膜の萎 縮も認める.遺伝性出血性末梢血管拡張症 (Rendu-Osler-Weber disease)の主症状として, 口腔・口唇粘膜,顔面や手指に,圧迫により退色 する拡張性小血管病変を生ずる.舌背の病変は, 加齢とともにその数と大きさを増して,出血も伴 う(図 11).また片麻痺を生じると,麻痺側の舌筋 萎縮だけでなく,舌粘膜・舌乳頭も萎縮し,麻痺 側舌背粘膜が紅く平滑になる.

舌背に腫瘤を形成する腫瘍は,粘膜固有層や筋 層に発生した良性腫瘍や,奇形・炎症による腫瘍 類似疾患が多く,被覆粘膜上皮の菲薄化や舌乳頭 の萎縮を伴う.浅在性の病変は,菲薄化した粘膜 上皮を通して,腫瘍に特有な色調をとらえること ができる.膿原性肉芽腫(pyogenic granuloma)

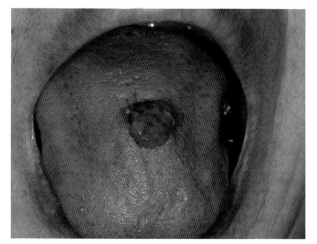
図 12. 舌背の膿原性肉芽腫

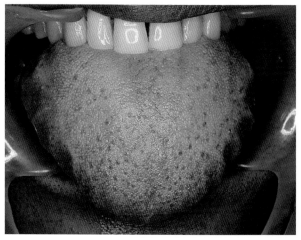
図 13. 歯圧痕
両側舌縁・舌尖に認められる.

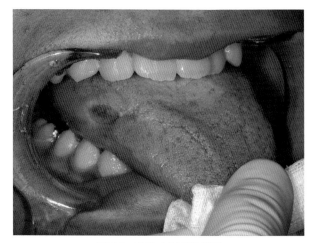
図 14. 舌縁の褥瘡性潰瘍
歯型に一致した潰瘍

は，舌背に孤立性に生じる，半球状で有茎性の軟らかい紅色の腫瘤類似疾患である（図12）．稀に萎縮した舌背粘膜を背景に腫瘤を生じることがあるが，その多くは物理的刺激による反応性産物である．舌背での舌がん発生は稀で，その多くは舌縁に生じる.

舌縁の病変

舌縁は，平滑で柔軟な被覆粘膜を有しており，舌乳頭が存在する舌背粘膜との境界は移行的でありながら，舌尖から後方に一線を形成している．舌縁の後部では粘膜下の結合組織によって，いくつかの葉を形成する葉状乳頭がある．個人個人で葉状乳頭の数や大きさに違いがあり，また左右差もあるため，葉状乳頭を舌がんとして誤認されることがしばしばある．舌縁は常時歯との接触がある部位のため，歯や義歯の物理的な刺激による病変が頻発する．一方，口腔扁平上皮癌（舌がん）とその口腔潜在性悪性病変の好発部位でもあるため，がんの発生を念頭に置いて鑑別診断を行う必要がある.

1．物理的刺激による病変

（1）歯圧痕（crenated tongue）：舌縁に凸凹と歯の痕がついた状態を歯圧痕（歯痕，舌圧痕）と呼ぶ（図13）．歯の形状や舌圧によっては，ときに圧痕部に発赤やびらん・潰瘍，稀に粘膜下出血を生じることがある.

（2）褥瘡性潰瘍（decubitus ulcer）：咬傷や外傷などの一時的な物理的損傷による潰瘍形成とは別に，歯牙の鋭縁や義歯・補綴物などの慢性の機械的刺激により生じる潰瘍を褥瘡性潰瘍と呼ぶ．褥瘡性潰瘍は舌縁に好発し，歯などの刺激因子に一致した形態を示す（図14）．刺激因子を除去することによって，潰瘍の底は浅くなり，周囲上皮が白色となる過程を経て治癒する．治癒が遅延する場合，潰瘍型の舌がんとの鑑別が必要となる.

（3）いわゆる線維腫（so called fibroma）：慢性の物理的刺激によって粘膜下の線維性組織が増生して形成された腫瘤は，真の線維腫と区別して「いわゆる線維腫」と呼ぶ．広い基部を持つ半球状

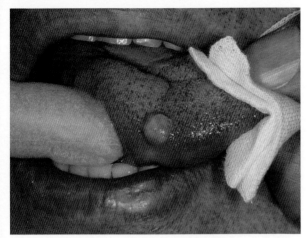
図 15. 舌縁のいわゆる線維腫

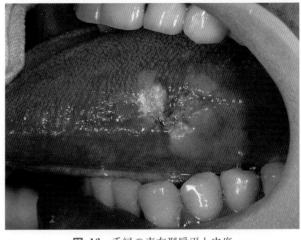
図 16. 舌縁の表在型扁平上皮癌
周辺上皮を伴う.

の腫瘍が特徴で，表面・性状は，肉芽様を呈する弾性のあるやや軟らかいものや，時間が経過して硬度を増した白色平滑なものなど様々である（図15）.

2. 扁平上皮癌と口腔潜在性悪性疾患

a）扁平上皮癌（squamous cell carcinoma）

舌縁は扁平上皮癌の好発部位で，その発育様式には，外向型（乳頭型，肉芽型），内向型（潰瘍型，硬結型），表在型がある．表在型舌がんの多くは，口腔潜在性悪性疾患である白板症や紅板症と類似した病態を示し，特に非均一型白板症との鑑別は困難である（図16）．一般に，浸潤がんの場合は硬結を触知できるが，早期がんでは硬結を触れないこともあり，病理組織診断が必須である．口腔がん周辺に認められる白色を呈する周辺上皮は，がんの発育様式にかかわらず，その約30%に認められる．組織学的には，上皮内癌を含む上皮性異形成を有しているが，上皮性異形成に乏しい周辺上皮も認められる.

b）口腔潜在性悪性疾患（oral potentially malignant disorders）

従来，舌をはじめ口腔粘膜上皮に由来する扁平上皮癌には，正常にみえる部分よりもがんが発生しやすい形態学的変化を認める前がん病変と，口腔粘膜全体が癌の発生しやすい状態を示す前がん状態があるとされてきた．近年，前がん病変を有する患者では，病変部からの発がんがみられるだけでなく，病変部以外の口腔粘膜でも発がんリス

クが高まっていることが知られるようになった．現在国際的には，口腔がんの発生するリスクを有する口腔粘膜病変は，前がん病変と前がん状態に大別することなく，総括して oral potentially malignant disorders（口腔潜在性悪性疾患，OPMD）とされている．口腔潜在性悪性疾患として挙げられる12疾患のなかで，本邦ではその頻度から，白板症，紅板症，扁平苔癬が注目されている[3].

（1）**白板症（leukoplakia）**：最新の定義では，臨床的に悪性化の可能性があるかもしれない白色病変を白板症と呼び，既知の他の疾患やがんになる危険性のない病変は除外される[4]．特定の病理像を有さない．白板症は，全体的に平坦で薄く均一な白色または灰白色の病変を均一型（図17），結節状・疣贅状・紅斑など，白斑の性状が全体的に非均一な形状・色調を持つ非均一型（図18）に分類される．非均一型の斑状のなかで，紅色部分が特に多い病変は紅板白板症と呼ばれる（図19）．悪性化の危険因子としては，非均一型，広範囲な病変や複数の部位にまたがる病変，舌・口底の病変，高齢者の非喫煙女性，長い罹病期間が知られている[5].

（2）**紅板症（erythroplakia）**：鮮紅色もしくはくすんだ紅色を呈する，比較的境界明瞭で平滑な病変（図20）で，白板症よりも例数は少ないが，悪性化率は高く，また早期に悪性化する病変として認識されている.

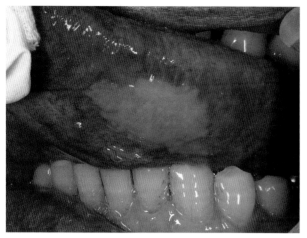

図 17. 舌縁の均一型白板症
平坦で均一な白斑

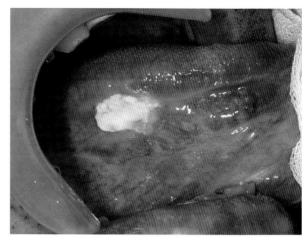

図 18. 舌縁の非均一型白板症
結節状を呈する.

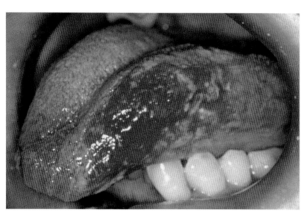

図 19. 舌縁の紅板白板症
ビロード状の紅斑の後方に白斑を伴う.

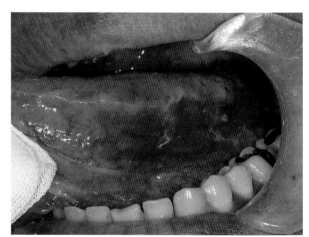

図 20. 舌縁の紅板症

(3) **扁平苔癬(lichen planus)**：口腔扁平苔癬は，中年以降の口腔粘膜に比較的みられる慢性の炎症性角化症で，特徴的な白斑，紅斑を呈する臨床像と，上皮下のリンパ球の帯状細胞浸潤や基底細胞層の液状変性などの病理組織像を有している．特徴的な白斑は，小さく白い丘疹が集合して，網状・環状あるいは斑状を呈する．萎縮性の紅斑が存在し，びらんを形成する場合もあり，稀に小水疱や色素沈着を伴うこともある．舌においては境界が不明瞭な斑状を呈して白板症との鑑別が困難な場合もある(図 21).

口腔苔癬様病変(oral lichenoid lesion；OLL)は，口腔扁平苔癬(oral lichen planus；OLP)と同様の臨床像や病理組織像を有する．原因不明の

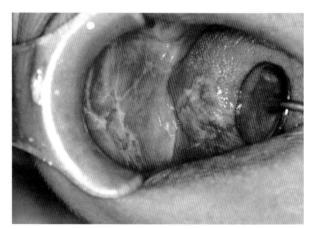

図 21. 口腔扁平苔癬
頬粘膜の網状病変と舌縁の斑状病変

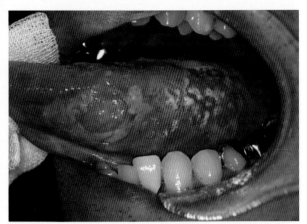

図 22. GVHD による口腔苔癬様病変から発生した
舌扁平上皮癌

表 1. 舌縁に生じる代表的な疾患(「舌縁の病変」
の項の 1, 2 を含む)

腫 瘍
- 扁平上皮癌
- 良性腫瘍・腫瘍類似疾患:顆粒細胞腫,いわゆる線維腫,血管奇形など
- 口腔潜在性悪性疾患:白板症,紅板症,扁平苔癬

物理的刺激
- 歯圧痕
- 褥瘡性潰瘍
- 物理的損傷
- 放射線性口腔粘膜炎

化学的刺激
- 化学的損傷
- 化学療法に伴う口腔粘膜炎

感染症
- ウイルス性口内炎
- 毛様白板症
- カンジダ症
- 梅毒(乳白斑)

自己免疫疾患
- 全身性エリテマトーデス
- 天疱瘡・類天疱瘡

アフタ
- 再発性アフタ
- 再発性アフタ性潰瘍

OLP に対して,OLL は原因が同定されたもので,金属接触などによる口腔苔癬様接触性病変,薬物による口腔苔癬様薬物反応,移植片対宿主病(graft-versus-host disease;GVHD)による口腔苔癬様病変とその他に分類される[6].悪性化率に関しては,OLP・OLL ともに,紅斑症・白板症に比しては低く,OLL は OLP より高いと報告されている(図 22)[7].

文 献

1) Stern IB:Oral mucosa. Orban's Oral histology and embryology(Bhaskar SN eds), 9th ed, The C. V. Mosby Company, St. Louis Toronto London, pp. 247-316, 1980.

2) 松田 登,藤林孝司(著):舌の病変と異常.口腔粘膜疾患の診断と治療,書林, pp. 165-182, 1983.

3) 藤林孝司:口腔潜在性悪性疾患(OPMD) 口腔前がん病変・前がん状態(旧名称)から国際的新名称へ.一般臨床家,口腔外科医のための口腔外科ハンドマニュアル '16.(日本口腔外科学会編),クインテッセンス出版, pp. 216-224, 2016.

4) Warnakulasuriya S, Johnson NW, van der Waal I:Nomenclature and classification of potentially malignant disorders of the oral mucosa. *J Oral Pathol Med*, **36**:575-580, 2007.

5) Napier SS, Speight PM:Natural history of potentially malignant oral lesions and conditions:an overview of the literature. *J Oral Pathol*, **37**:1-10, 2008.

6) van der Waal I:Oral lichen planus and oral lichenoid lesions;critical appraisal with emphasis on the diagnositic aspects. *Med Oral Pathol Oral Cir Bucal*, **14**:E310-E314, 2009.

7) Fitzpatrick SG, Hirsch SA, Gordon SC:The malignant transformation of oral lichen planus and oral lichenoid lesion. A systematic review. *JADA*, **145**:45-56, 2014.

MB Derma, 304：9-14, 2021.

◆特集／口腔粘膜疾患のすべて

アフタ性疾患

川上民裕*

Key words：アフタ(aphthous)，アフタ性口内炎(aphthous stomatitis)，小アフタ(minor type)，大アフタ(major type)，疱疹型アフタ(herpetiform type)，Behçet 病(Behçet disease)，Sweet 病(Sweet disease)

Abstract　アフタは，口内炎，アフタ性口内炎，口腔内アフタなど同義が多い．円形の境界明瞭な粘膜疹で，表面が偽膜で覆われる．全世界的に，小アフタ(minor)，大アフタ(major)，疱疹型（ヘルペス型）アフタの３つに分類される．鑑別すべき疾患は，狭義の再発性アフタ性口内炎，PFAPA 症候群，Behçet 病，Sweet 病，Crohn 病，ヘルペス性口内炎などであるので各疾患の特徴を記載した．Behçet 病アフタの治療では，最近アプレミラストでエビデンスの高い論文が発表された．

アフタ＝口内炎
＝アフタ性口内炎＝口腔内アフタ

　アフタは口内炎と同義であるが，ときにアフタ性口内炎や口腔内アフタとの呼称もある．さらに，アフタの表面を偽膜が覆うことがあり，この偽膜を剥離すると出血し，びらんや小潰瘍を残すため，"アフタ性潰瘍"や"潰瘍性口内炎"と記載されることもある．こうした様々な呼称がある混乱を避けるため，本稿ではわかりやすくアフタとして記載する．

アフタの臨床

　口唇周囲，上下口唇粘膜，頰粘膜，舌周囲，硬口蓋，軟口蓋，上下顎歯肉，口蓋垂，口腔底といった，すべての口腔で発症する．円形，楕円形，卵円形の境界明瞭な粘膜疹である．表面は黄白色から黄色，灰白色の偽膜で覆われる．アフタ周囲には，発赤のような紅暈を有することが多い．単発

もあるし，多発もある．再発が通常である．年に少なくとも 4 回以上再発した場合は，再発性アフタ，再発性アフタ性口内炎，再発性アフタ性潰瘍，慢性再発性アフタという命名が使用される．

　アフタの大きさにより，直径 3～10 mm くらいまでのアフタを小アフタ(minor)，直径 10 mm 以上を大アフタ(major)というが，アフタの最初期の臨床像は白色変化でしかないので注意する．軽微な疼痛があり，症状としては，食べ物がしみる，口の中を舌で触ると痛い，などの訴えが特徴的である．したがって，再発を繰り返す患者が自身で訴えることから確認できたりもする．

アフタの分類

　全世界的に，小アフタ，大アフタ，疱疹型（ヘルペス型）アフタの 3 つに分類される．小アフタが最も多く，健常人でもよく認める．以下，特徴と代表的な疾患を提示する．

1．小アフタ(minor)（図 1）

　直径 3～10 mm くらいまでのアフタを小アフタ，minor という．アフタ全体の 80% が小アフタといわれる．1～数個生じ，7～14 日程度で治癒する．

* Tamihiro KAWAKAMI，〒983-8536 仙台市宮城野区福室 1-15-1　東北医科薬科大学医学部皮膚科学教室，主任教授

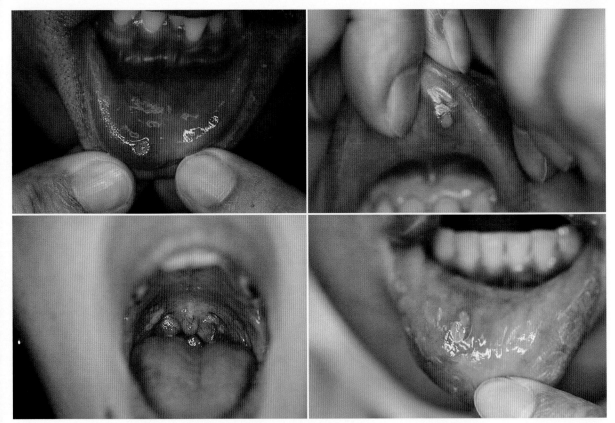

図 1. 小アフタ(minor)

　小アフタを呈する代表的な疾患が，狭義の再発性アフタ性口内炎である．ちなみに Behçet 病でも小アフタは発症するが，臨床的には大アフタの存在が診断へ直結するので，Behçet 病は大アフタの項目で言及する．

a）狭義の再発性アフタ性口内炎

　アフタが年に少なくとも 4 回以上再発し，さらに基礎疾患がない場合，狭義の再発性アフタ性口内炎と診断される．原因として疲労，ストレス，ビタミン不足，性ホルモンとの関連などが指摘されている．通常，単発が多い．実臨床で遭遇するアフタの 80％以上は，原因不明で再発を繰り返す"狭義"の再発性アフタ性口内炎といわれる．

b）PFAPA 症候群(periodic fever with aphthous pharyngitis and adenitis)

　自己炎症性症候群(自然免疫系の異常により炎症を繰り返す疾患群，家族性地中海熱，TNF 受容体関連周期性症候群，高 IgD 症候群，クリオピリン関連周期熱症候群など)の 1 つであり，本邦の本症候群では最も高頻度である．5 歳未満の幼少期に，3〜6 日の規則的に反復する発熱(周期性発熱：periodic fever)に随伴して，アフタ(aphthous)，咽頭炎(pharyngitis)，頸部リンパ節炎(adenitis)をきたす．発育は正常である．遺伝子異常は同定されておらず，診断は臨床症状のみによる．原因は不明であるが，Th1 へシフトした免疫異常，すなわち，細胞性免疫が活性化することが示唆されている．

2．大アフタ(major)(図 2)

　直径 10 mm 以上のアフタを大アフタ，major という．1〜数個発生し，治癒までの期間も長い．大きさからも想像されるように，通常は，アフタの表面が黄白色から黄色，灰白色の偽膜で覆われている．この偽膜を剝離すると，びらんや小潰瘍を残すため，"アフタ性潰瘍"や"潰瘍性口内炎"といわれる．10 mm に及ぶアフタは，境界明瞭であるが，形状は円形，楕円形，卵円形以外に辺縁不整となることがある．

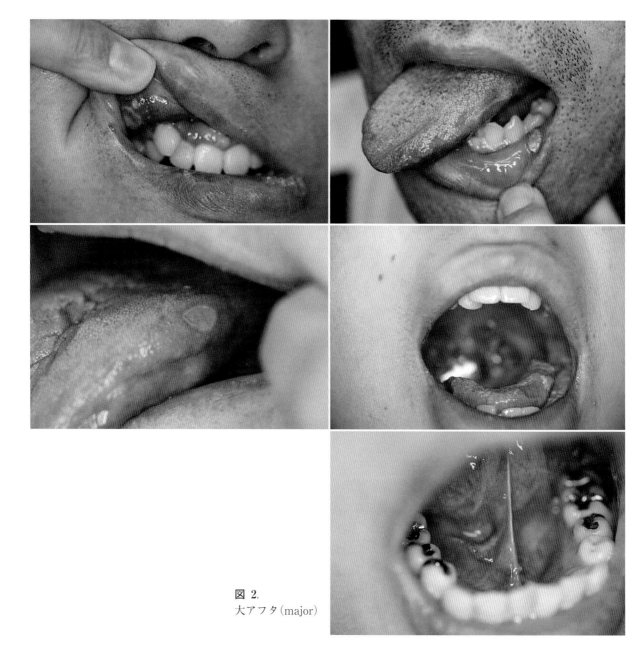

図 2.
大アフタ（major）

　大アフタを呈する代表的な疾患が，Behçet 病である．基本的に Behçet 病は，小アフタ，大アフタ，疱疹型（ヘルペス型）アフタのどれも認める．しかし，小アフタが基礎疾患との関連が乏しく健常人でも発症する，疱疹型（ヘルペス型）アフタが単純疱疹との鑑別が問題となる，といった，やや臨床的に曖昧な立ち位置であるのに比較して，大アフタに遭遇したら，まず Behçet 病を意識すべきである．すなわち，直径 10 mm 以上に及ぶ大アフタの存在は，Behçet 病への診断的価値が高い．

a）Behçet 病

　Behçet 病はアフタがほぼ必発で，その 2/3 は初発症状といわれる．国際診断基準では年にアフタを 3 回以上生じることが診断に必須とされる．長期にわたり消退・再燃を繰り返すことが多い．頻度の面からは，Behçet 病のアフタは小アフタが多い．しかし，診断価値が高いのは大アフタである．したがって，大アフタに遭遇した際は，まず Behçet 病を疑い想定し，診察を進める[1]．

　陰部潰瘍は Behçet 病特有の症状で，診断的価

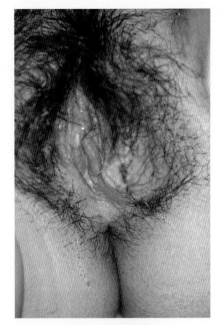

図 3. 陰部潰瘍

値が高い（図 3）．陰嚢と大陰唇に好発し，大アフタと同様に直径 10 mm 以上に及ぶ深い円形の潰瘍となることも多い．アフタ表面の偽膜が，ときに血痂となる．激痛を伴う．アフタが，小アフタ，大アフタ，疱疹型（ヘルペス型）アフタと分類され，健常人でも発症が珍しくないのに比較して，陰部潰瘍は Behçet 病との関連性が高い．したがって，アフタと陰部潰瘍が併発した患者に対しては，Behçet 病を念頭に置いて対峙することをすすめる．

Behçet 病は，さらに他の皮膚症状として，結節性紅斑，皮下の血栓性静脈炎，毛嚢炎・痤瘡様皮疹が知られる．こうした皮膚症状とアフタが併発した場合も，Behçet 病を念頭に置いて対峙することをすすめる．

針反応は，採血した部位などの注射針の穿刺で，24〜48 時間後の刺入部の紅斑，膿疱をみる．膿疱は無菌性である．皮膚の被刺激性亢進を反映している．Behçet 病以外にも Sweet 病でみられ，診断に有効な反応である．

b）Sweet 病

アフタは，ときにみられる所見である．残念ながら Sweet 病でみられるアフタが，Behçet 病や他の疾患と鑑別可能といえる特徴的な所見はない．結局，Sweet 病と診断できるのは典型疹の存在である．

典型疹（図 4）は，爪甲大から拇指頭大までの大きさ，境界鮮明な周囲より隆起する圧痛，自発痛を伴う浮腫性の紅斑ないし局面である．ときに紅斑の中央はやや陥凹し，辺縁隆起性にもなる．こうした典型疹は，真皮を中心とした好中球の浸潤を反映した皮膚病変である．好中球浸潤が顕著となれば真皮全体に炎症は波及し，中央が充実性の細胞浸潤で陥凹し，周辺は炎症での滲出液からやや隆起する．真皮の上層である表皮に好中球浸潤が波及すると，炎症で皮膚表面がややむくんだ印象となる．進行すると水疱の形成をみることもあ

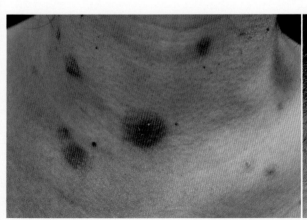
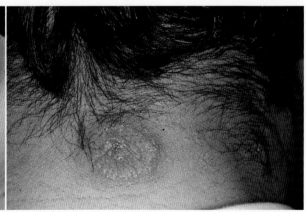

図 4. Sweet 病の典型疹

る．さらに好中球の集塊は"膿"であるので，水疱に"膿"が溜まった膿疱ともなる．さらに他の皮膚症状として，毛囊炎・痤瘡様皮疹，針反応陽性がある．

　Sweet 病と Behçet 病に最も相違があるのは，合併症である．Sweet 病は特定の疾患を合併しやすい．悪性腫瘍(骨髄異形成症候群，骨髄線維症，急性骨髄性白血病などの血液系悪性腫瘍が知られる)や膠原病類縁疾患(関節リウマチ，Sjögren 症候群，Behçet 病，SLE など)，潰瘍性大腸炎，Crohn 病などの炎症性腸疾患，壊疽性膿皮症などが挙げられる．Sweet 病は約 20％で悪性腫瘍が合併し，うち 80％以上が造血系骨髄増殖性疾患といわれている．さらに Sweet 病は，薬剤誘発性(G-CSF，レチノイン酸，カルバマゼピン，ミノサイクリンなど)，妊娠からの誘発が知られる．

c）Crohn 病

　消化管の広範囲に認める不整形〜類円形の潰瘍が特徴的なため，口腔付近に病変が及んだ際は鑑別が必要となる．アフタ，特に大アフタの発症もある．しかし，病変の主体は消化管であるから，アフタのみが症状である Crohn 病は稀である．腹痛や下痢といった消化管症状を伴ったアフタに関しては，X 線検査や内視鏡検査で Crohn 病の存在を確認する．

3．疱疹型(ヘルペス型)アフタ(図 5)

　ヘルペス様アフタ性潰瘍，herpetiform oral aphthous ulcers ともいわれる．疱疹型(ヘルペス型)アフタは，直径 1〜2 mm の小さなアフタが多発性に生じる．7〜14 日程度で治癒する．多発であること，集簇であることが，疱疹型(ヘルペス型)アフタの特徴的な所見である．

　ヘルペス性口内炎と確実に鑑別しなければならない．ヘルペスの初感染であれば，発熱や頸部リンパ節腫脹から鑑別が可能である．また，ヘルペスウイルスに特徴的な中心臍窩性水疱(中央が臍状に軽度凹んだ小水疱)があれば，鑑別が可能となる．実臨床では，臨床所見のみで疱疹型(ヘルペス型)アフタとヘルペスウイルスによるヘルペス

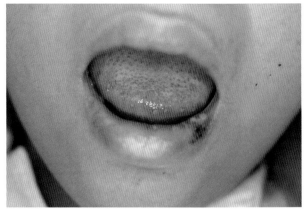

図 5．疱疹型(ヘルペス型)アフタ

性口内炎を鑑別するのは困難と考える．

アフタの治療

　まず外用で経過をみる．ステロイド外用薬が第一選択で，粘膜保護薬の併用もありである．Behçet 病の初期症状としてアフタを判断した際は，積極的な治療としてコルヒチン内服が候補となる．最近，Behçet 病患者のアフタに対するアプレミラストの使用において，エビデンスの高い RCT 論文が発表された．

1．ステロイド外用薬

　Behçet 病のアフタでも，ステロイド外用薬は第一選択である．Mangelsdorf らは，60 例のアフタを有する Behçet 病患者を無作為に 0.1％トリアムシノロン軟膏投与群 30 例とフェニトインシロップ投与群 30 例に分け，直接比較試験を行ったところ，0.1％トリアムシノロン軟膏投与群では 86.7％でアフタの改善を認めたのに対し，フェニトインシロップでは 53.3％の改善にとどまり，有意な差がみられた[2]．

2．粘膜保護薬

　Alpsoy らは，スクラルファート 1 日 4 回外用群(16 例)とプラセボ群(14 例)に分けて 3 か月外用し，アフタの発症頻度，治癒までの期間，疼痛を比較した．スクラルファートの外用は液体製剤を用いた 1〜2 分間の咳嗽とした．スクラルファート投与群では，プラセボ群と比較して頻度，治癒までの期間，疼痛のいずれにおいても有意な改善が認められた[3]．

3．コルヒチン

Davatchi らは，169 例の主要臓器病変を有さない Behçet 病患者を 2 群に分け，コルヒチンとプラセボによるクロスオーバー比較試験を行ったところ，コルヒチン投与期間では，プラセボ投与期間と比較して有意にアフタの改善を認めた[4]．本邦では，Miyachi らがコルヒチンを投与されたアフタを有する Behçet 病 5 例をまとめ，コルヒチン（1 mg/日）の投与により全例でアフタの改善が認められた[5]．

4．アプレミラスト

国際共同第Ⅲ相臨床試験（RELIEF 試験）の結果が出て，注目を集めている[6]．RELIEF 試験は，Researching oral Apremilast safety and efficacy in Behçet's disease の略で，多施設共同，ランダム化，二重盲検，プラセボ対照並行群間比較試験である．アフタのある Behçet 病をアプレミラスト群 55 例，プラセボ群 56 例に分け，12 週後のアフタを比較した．アプレミラスト群（30 mg 1 日 2 回）で有意にアフタ数が減少，その疼痛や QOL も有意に改善した．

文　献

1) 川上民裕：Behçet 病. 皮膚疾患診療実践ガイド, 第 2 版（宮地良樹ほか編），文光堂, pp. 408-412, 2009.
2) Mangelsdorf HC, White WL, Jolizzo JL：Behçet's disease. Report of twenty-five patients from the United States with prominent mucocutaneous involvement. *J Am Acad Dermatol*, **34**(5 Pt 1)：745-750, 1996.
3) Alpsoy E, Er H, Durusoy C, et al：The use of sucralfate suspension in the treatment of oral and genital ulceration of Behçet disease：a randomized, placebo-controlled, double-blind study. *Arch Dermatol*, **135**(5)：529-532, 1999.
4) Davatchi F, Abdollahi BS, Banihashemi AT, et al：Colchicine versus placebo in Behçet's disease：randomized, double-blind, controlled crossover trial. *Mod Rheumatol*, **19**(5)：542-549, 2009.
5) Miyachi Y, Taniguchi S, Ozaki M, et al：Colchicine in the treatment of the cutanesous manifestations of Behçet's disease. *Br J Dermatol*, **104**(1)：67-69, 1981.
6) Hatemi G, Mahr A, Ishigatsubo Y, et al：Researching oral Apremilast safety and efficacy in Behçet's disease. *N Engl J Med*, **381**(10)：1918-1928, 2019.

MB Derma, 304：15-28, 2021.

◆特集／口腔粘膜疾患のすべて

口腔扁平苔癬

三邉正樹*

Key words：口腔扁平苔癬(oral lichen planus)，口腔苔癬様病変(oral lichenoid lesion)，口腔潜在的悪性疾患(oral potentially malignant disorders)，スコアリングシステム(scoring system)，難治性(recalcitrant)

Abstract 口腔扁平苔癬は，T細胞依存性の慢性炎症性疾患である．原因が明らかな場合，口腔苔癬様病変と呼ばれ，口腔扁平苔癬と鑑別し得る．癌化率は 0.4～5% であり，口腔潜在的悪性疾患に分類される．治療は，診断の確定と異形性の有無の確認を目的として，病理組織学的評価を行ったうえで開始される必要がある．薬物療法の第一選択はステロイド外用療法であるが，薬剤，金属アレルギーなどの原因や不良な口腔環境などの増悪因子がある場合は，薬物療法のみでは病勢の制御が困難となる場合がある．さらに，これらの要因を可能な限り取り除いても抵抗性を示す難治例が存在し，ステロイド外用療法以外の選択肢が望まれる場面がある．このような治療方針の検討において病勢を評価することは極めて重要であるが，その評価法について世界的なコンセンサスは得られておらず，病勢評価法の統一が課題とされている．

口腔扁平苔癬
（OLP；oral lichen planus）とは

扁平苔癬(LP)は皮膚や粘膜に生じる慢性炎症性疾患である．LP のバリアントである OLP は，口腔の解剖学的，生理学的および機能的特性のため，診断と管理に関して特異な評価を必要とする．LP の皮膚病変は瘙痒が主体で自然治癒することがあるが，OLP は非寛解性で疼痛を生じることが多く，摂食障害などにより QOL の低下をきたす．OLP の約 20% が陰部 LP に，15% が皮膚 LP と関連しており，一方で，皮膚 LP の 70～77% が OLP を合併していると推定されている[1]．OLP は口腔粘膜疾患では比較的発症頻度が高く，最近のシステマティック・レビューの結果によると，全世界における罹患率は 1.01% で，ヨーロッパで最多(1.43%)，インドでタバコ関連の角化症にマスクされ最低(0.49%)であった．また，40 代から罹患率が上昇する傾向がみられている[2]．性差は 2：1 の割合で女性に多い傾向にある[1][3]．部位は頬粘膜に好発し，両側性にみられることが多い[3]．その他，舌，歯肉，口唇粘膜にみられることが一般的であるが，口底，口蓋，上唇は稀である[4]．病態は細胞性免疫機序により，基底細胞が障害され，粘膜上皮の角化異常が生じるとともに粘膜上皮直下の固有層上部には帯状のリンパ球浸潤がみられる．OLP の炎症性細胞浸潤は，主に CD8$^+$T 細胞で構成されており，CD8$^+$T 細胞はケラチノサイトの MHC クラス I 分子に提示された抗原，または活性化 CD4$^+$ヘルパー T 細胞およびそれに産生されたサイトカインによって活性化される．活性化 CD8$^+$T 細胞は，腫瘍壊死因子(TNF)-α やグランザイム B の分泌，Fas-Fas リガンドの相互作用などのメカニズムを通じてケラチノサイトのアポトーシスを誘導する．さらに，活性化 CD8$^+$T 細胞はケモカインを産生することで持続的な炎症を引き起こす．その他の要因には，上皮基底層を

* Masaki MINABE，〒300-1296 牛久市猪子町896 医療法人社団常仁会牛久愛和総合病院歯科口腔外科，医長

破壊し，免疫細胞の上皮への侵入を可能にするマトリックスメタロプロテアーゼのアップレギュレーション，肥満細胞による炎症性メディエーターおよびプロテアーゼの放出，および Toll 様受容体が関与する自然免疫が報告されている[5)~8)]．最近では，多発性硬化症や乾癬，全身性エリテマトーデスなどの異なる自己免疫疾患における炎症反応の誘発因子である IL-17 や IL-22，IL-26 を産生する CD4[+]T 細胞のサブグループ（Th17 CD4 サブグループ）が OLP においても同定されている[9)]．OLP 患者（特に萎縮型，びらん型）では Th1，Th17 細胞と血清 IL-17 の割合が高いことが示されており，Th17 細胞とそのサイトカインである IL-17 が OLP の病態に関与している可能性が示唆されている[10)]．

口腔苔癬様病変
（OLL；oral lichenoid lesions）とは

口腔扁平苔癬に類似した臨床・病理所見を示し，かつ細胞性免疫組織反応を起こす病変として，① 薬物アレルギー等による口腔苔癬様薬物反応(oral lichenoid drug reactions；OLDR)（図 1），② 歯科用修復物等との接触による口腔苔癬様接触性病変(oral lichenoid contact lesions；OLCL)（図 2），③ graft-versus-host disease(GVHD)による口腔苔癬様病変(OLL-GVHD)などをまとめて口腔苔癬様病変(OLL)と呼ぶことがある[11)]．その他に C 型肝炎との関連が明らかな病変も OLL とする考えもある．これらの病変は原因が明らかなときに口腔扁平苔癬と鑑別し得る．OLL は臨床像および組織像において OLP と類似し，その鑑別は困難とされている．一方で，OLL が OLP と異なる特徴としては，臨床所見では，片側性である傾向，OLP では稀な部位に発現する傾向，複数部位にわたって症状を認める傾向，びらん/潰瘍型または症状の強い傾向，皮膚症状を伴う傾向，病理組織所見では，浸潤細胞でリンパ球以外に形質細胞や好酸球を伴う傾向，粘膜固有層の深層にまで及ぶ傾向，血管周囲性に浸潤する傾向，上皮

層にコロイド小体が出現する傾向などが示唆されている[12)]．これらを踏まえて，臨床像，病理組織像のどちらか一方が，または両方が OLP の定型像から外れる場合は OLL と診断する方法が modified WHO 基準[13)]として提案されている．

OLP における
病理組織学的検査の必要性と癌化

OLP の診断は，両側性の網状型病変の場合は臨床所見のみで診断されることもあるが，① 診断の確定，② 上皮性異形成の有無の確認，③ その他の病変の合併およびその他の病変への変化の確認のために，病理組織学的検査を行うべきである．

① 網状・過角化病変がなく，びらん・潰瘍性病変を呈している場合，鑑別診断は多岐にわたるため生検が必須である．

② OLP は口腔潜在的悪性疾患(oral potentially malignant disorders；OPMDs)の 1 つとされているため，上皮性異形成の有無を確認する必要がある．これまで，OLP と類似した病理所見で異形成を伴うものは lichenoid dysplasia(LD)と呼ばれていたが，OLP として扱われがん化を見逃すリスクがあるため，LD の用語は避けられるようになった．過去の OLP のがん化の報告は LD が含まれていることがあり，OLP 固有のがん化率を示していない可能性がある．OLP のがん化率は様々な報告があり，全体として 0.4~5%で，0.5~20 年以上の経過観察で年間 0.2~0.5%と報告されている[3)14)]．その他，2 年以上の経過例において，厳密な基準が適応された場合，0~2%と報告しているレビューもある[15)]．また最近のシステマティックレビュー・メタアナリシスの結果では，OLP（0.9~1.37%）よりも OLL（2.43~3.2%）のほうが，がん化率が少し高いため，臨床・病理組織所見と原因検索の結果から OLP と OLL を鑑別することが重要と考えられる．その他，年齢と性別は 60 代（OLP の好発年齢より高齢）の女性，部位は舌，臨床型は紅色型に多く，喫煙（オッズ比（OR）：2.95），アルコール（OR：3.52），HCV 感

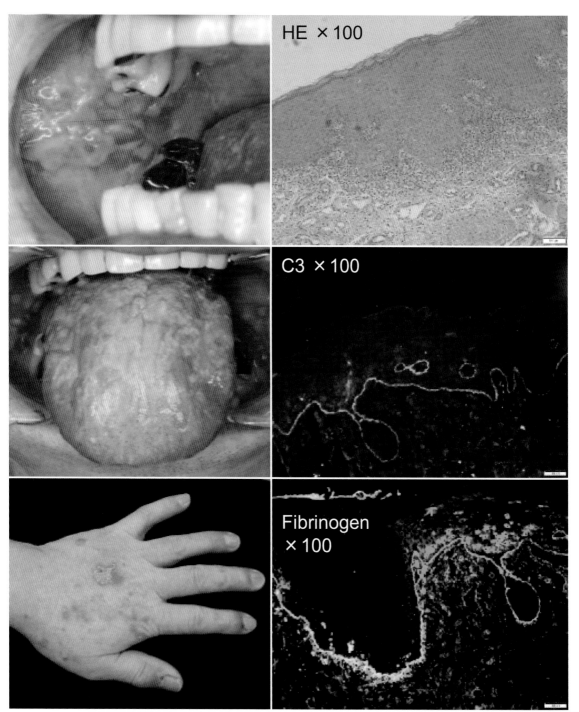

HE × 100

C3 × 100

Fibrinogen × 100

a	d
b	e
c	f

図 1. 免疫チェックポイント阻害薬(抗 PD-1 抗体:キイトルーダ®)による OLDR(類天疱瘡を
合併:lichen planus pemphigoides)

a:口腔内写真(頬粘膜)　　　b:口腔内写真(舌)　　　c:皮膚写真(手背)

d:ヘマトキシリン・エオジン(hematoxylin eosin;HE)染色写真. OLP/OLL に矛盾のない所見

e:蛍光抗体直接法(DIF:direct immunofluorescence)所見 ①:上皮基底層の C3 の線状沈着

f:DIF 所見 ②:上皮基底層の fibrinogen の髭状沈着

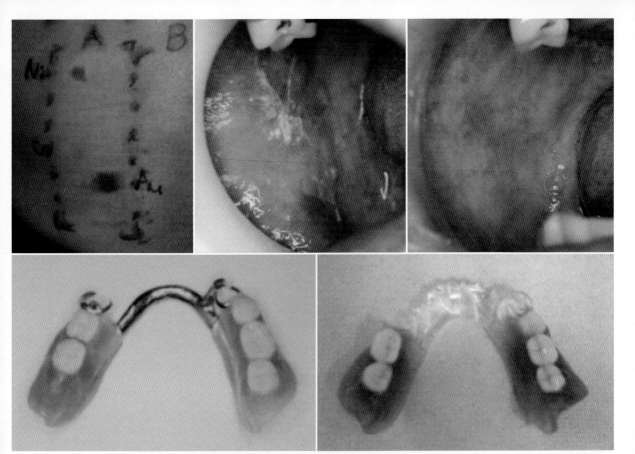

図 2. 金属アレルギーによる OLL（OLCL）
原因金属を含む義歯から非金属義歯に変更して著明に軽快

<table>
<tr><td>a</td><td>b</td><td>c</td></tr>
<tr><td>d</td><td colspan="2">e</td></tr>
</table>

a：パッチテスト．ニッケルと金が強陽性
b：金属除去前の口腔内写真（頬粘膜）　　c：金属除去後の口腔内写真（頬粘膜）
d：原因金属を含む義歯　　　　　　　　　e：原因金属を含まない義歯

染（OR：5.95）がリスクファクターと報告されている[16]~[18]．

③ OLP の経過中に，悪性腫瘍以外にも別の病態に変化する可能性がある．また，別の病態を合併している可能性がある．1 つは自己免疫反応および炎症反応による組織の障害で，抗原が露出し，二次的な自己免疫反応が喚起される epitope spreading という現象がある．扁平苔癬からは類天疱瘡（lichen planus pemphigoides；扁平苔癬と類天疱瘡が合併した病態）（図 1）や腫瘍随伴性天疱瘡に変化した報告があり[19)20]，当科では尋常性天疱瘡（PV；pemphigus vulgaris）に変化した症例も経験している．その他，報告はわずかであるが OLP の経過中に慢性刺激や細菌性因子などが関与することで，化膿性肉芽腫や開口部形質細胞症を合併した症例を経験している．

OLP の臨床視診型分類と臨床型分類

臨床的には 6 つのサブタイプ（網状型，斑状型，丘疹型，萎縮型，水疱型，びらん/潰瘍型）がある．一般的なのは，網状型，斑状型，びらん/潰瘍型である．網状型は OLP と認識できる典型的な所見で，多くが無症候性で Wickham 線状と呼ばれる灰白色の丘疹を網状に認める．びらん/潰瘍型では，網状・過角化病変の周囲に，炎症および粘膜上皮の菲薄化により紅斑を呈し，潰瘍や偽膜形成を伴う．萎縮型とびらん/潰瘍型は，様々な程度の障害をきたし，自然寛解することは少ない．斑状型は，白板症と類似しており，白く均一でわずかに隆起した表面平滑な病変が多発性に現れる（通

常，舌と頬粘膜に生じる）．上記の6型分類は Andreasen により提唱された古典的分類である[21]．最近はよりシンプルに分類される傾向があり，網状/過角化型，紅斑/びらん型，潰瘍型の3型分類がトレンドになっている[22]．なお，本邦の OLP 委員会は48施設，393例の口腔内写真と病理標本を用いた後ろ向き解析の結果から，紅色型と白色型の2型分類を推奨している[23]．

OLP の病勢評価法

OLP の病勢評価法について世界的なコンセンサスは得られていない．スコアリング法のレビュー論文ではスコアリング法の記載がある論文を網羅的に検索しており，22のスコアリングシステムが抽出されている[24]．それらの多くはスコアリング法の報告ではなく，治療法の研究であり，便宜的に設定されたスコアリング法であった．また，部位や大きさ，視診型など病変の範囲に基づいた方法が多い結果だった．異なるスコアリング法を比較した報告はこの時点で1件のみで[25]，個々の研究で病勢評価法が異なり，治療法に関する研究で得られた結果の比較が困難となっていることが問題点として挙げられている．この点は，OLP の治療法に関するシステマティック・レビューにおいても問題視されており，スコアリング法が統一されていないことが，効果的な治療法を指示するエビデンスが不十分である原因として示されている[26]．これらの点を踏まえ，国際的に承認された評価法に統一する必要性があると結論づけられている．

また，このレビュー論文において，詳細な検証がなされた評価法として reticulation/keratosis, erythema, and ulceration score（REUS）[22]と oral disease severity score（ODSS）[27]（図3）が挙げられている．現在我々は，本邦においてスコアリング法を統一する足掛かりとして，3施設でそれぞれ6人の評価者が30例の OLP/OLL の口腔内写真について REUS と ODSS を用いて2回ずつ評価を行い，同一評価者間と異なる評価者間の再現性，ス

コアの変化率などを比較する検討を行っている．

1．REUS

口腔内を10部位に分け，各部位で性状ごとの病変の大きさをスコアリングする方法である．病変の性状で白色（網状/過角化），赤色（紅斑/びらん），黄色（潰瘍）病変に分類し，各性状で疼痛や不快感の程度が異なるため重症度を変えて（白色；×1，赤色；×1.5，黄色；×2）評価する．紹介元の論文では，高い再現性が得られており（intra-observer reliability：0.98, inter-observer reliability：1），スコアから病変の状態がわかることが特徴である．55例の OLP を対象として行った研究にて，REUS が numerical rating scale（NRS）と相関性があり，治療効果を反映することが示されている[28]．最近では，ステロイド外用療法とタクロリムス外用療法を比較したランダム化比較試験の治療評価に使用されている[29]ほか，50例の OLP を対象とした異なるスコアリング法との比較研究において再現性が優れ，治療効果を反映し，visual analogue scale（VAS）との相関性が認められている[30]．

2．ODSS

粘膜類天疱瘡のスコアリング法を改変したシステムであり，口腔内を17部位に分け，部位ごとに病変の範囲と性状による重症度をスコアリングし，その積から活動を算出して詳細に評価する方法である．紹介元の論文にて高い再現性が報告され（interclass correlation coefficient＞0.93, Cohen's weighted K＞0.99），活動度スコアは治療効果を有意に反映することが示されている．最近では OLP だけでなく，粘膜類天疱瘡（MMP；mucous membrane pemphigoid），PV の口腔病変の評価での有用性が検証されており，PV の口腔病変の評価は pemphigus disease area index（PDAI）よりも ODSS を用いたほうがよいことをオーラルメディシンの専門家から皮膚科医へ提唱している[31]．また MMP において，MMP の評価法として注目されている membrane pemphigoid disease area index（MMPDAI）と比較し，再現性

a．REUS

部　位	網状部[*1]		紅斑部[*2]				潰瘍部[*3]			
上下唇粘膜	0	1	0	1	2	3	0	1	2	3
右側頬粘膜	0	1	0	1	2	3	0	1	2	3
左側頬粘膜	0	1	0	1	2	3	0	1	2	3
舌背	0	1	0	1	2	3	0	1	2	3
舌下面	0	1	0	1	2	3	0	1	2	3
口底	0	1	0	1	2	3	0	1	2	3
硬口蓋粘膜	0	1	0	1	2	3	0	1	2	3
軟口蓋/扁桃柱	0	1	0	1	2	3	0	1	2	3
上顎歯肉	0	1	0	1	2	3	0	1	2	3
下顎歯肉	0	1	0	1	2	3	0	1	2	3
総　計										

[*1]：0：白色線条なし，1：白色線条，角化丘疹あり
重みづけされたスコア：大きさによるスコア×1

[*2]：0：病変なし，1：1 cm^2 未満の病変，2：1〜3 cm^2 の病変，3：3 cm^2 以上の病変
重みづけされたスコア：大きさによるスコア×1.5

[*3]：0：病変なし，1：1 cm^2 未満の病変，2：1〜3 cm^2 の病変，3：3 cm^2 以上の病変
重みづけされたスコア：大きさによるスコア×2

b．ODSS

部　位	部位スコア(a)	重症度スコア(b)	活動度スコア(a×b)
口唇　表皮側	0 or 1	0, 1, 2, 3	0〜3
口唇　粘膜側	0 or 1	0, 1, 2, 3	0〜3
左側頬粘膜	0, 1 or 2	0, 1, 2, 3	0〜6
右側頬粘膜	0, 1 or 2	0, 1, 2, 3	0〜6
歯肉　下顎右側	0 or 1	0, 1, 2, 3	0〜3
下顎中央	0 or 1	0, 1, 2, 3	0〜3
下顎左側	0 or 1	0, 1, 2, 3	0〜3
上顎左側	0 or 1	0, 1, 2, 3	0〜3
上顎中央	0 or 1	0, 1, 2, 3	0〜3
上顎右側	0 or 1	0, 1, 2, 3	0〜3
舌背	0, 1 or 2	0, 1, 2, 3	0〜6
右側舌縁	0 or 1	0, 1, 2, 3	0〜3
左側舌縁	0 or 1	0, 1, 2, 3	0〜3
口底	0, 1 or 2	0, 1, 2, 3	0〜6
硬口蓋	0, 1 or 2	0, 1, 2, 3	0〜6
軟口蓋	0, 1 or 2	0, 1, 2, 3	0〜6
中咽頭	0, 1 or 2	0, 1, 2, 3	0〜6
総　計	24		72

＜部位スコア＞
0：病変なし
1：扁平苔癬あり
2：＞50%（舌背，口底，硬口蓋，軟口蓋，中咽頭）

＜重症度スコア＞
0：角化病変のみ
1：軽度の紅斑を伴う角化病変（歯肉縁から3 mm 未満）
2：著明な紅斑（e.g. 歯肉全体，非角化粘膜の広範に及ぶ萎縮や浮腫）
3：潰瘍

c．スコアリング臨床例

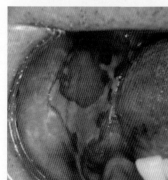

REUS
右側頬粘膜
R1E2U3
Total：R1E2U3 1×1+2×1.5+3×2＝10

ODSS
右側頬粘膜
部位スコア2重症度スコア3活動度スコア6
Total：2+6＝8

図 3．病勢スコアリング表

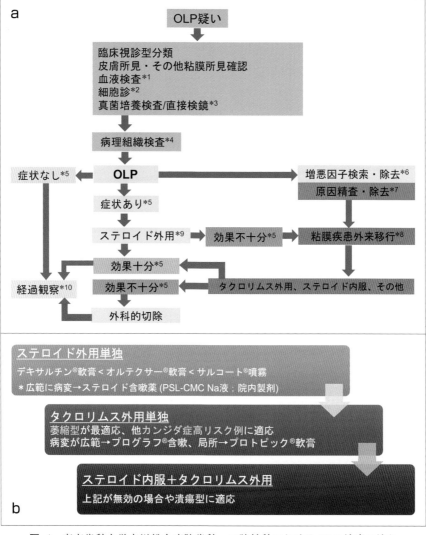

図 4. 東京歯科大学市川総合病院歯科・口腔外科における OLP 治療の流れ
a：全体の流れ
b：粘膜疾患外来における薬物療法の流れ

*1：水疱・びらん病変の場合，血液検査（スクリーニング）．
*2：悪性疾患を強く疑う場合．
*3：カンジダ症の合併を疑う場合，陽性であれば抗真菌療法をまず施行する．
*4：水疱・びらん病変では DIF も併せて行う．
*5：REUS（客観的評価），NRS（主観的評価）にて病勢評価．
*6：物理・化学的刺激の除去，専門的口腔衛生処置，食事指導，禁煙指導．
*7：薬物・金属アレルギー精査，血液検査（抗 HCV 抗体ほか）．
*8：歯科・口腔外科と皮膚科の合同外来．
*9：2〜3 回/日で開始し，2〜3 週で再評価．
*10：悪性化の可能性もあるため最低 3〜4 か月ごとに経過観察．

が有意に高いことが報告されている[32]．

OLP の治療

OLP の治療法のレビュー論文[33)34)]や海外のガイドライン[35)]，本邦の OLP 委員会が提唱する治療指針[36)]を参考に作成した東京歯科大学市川総合病院歯科・口腔外科における治療の流れを示す（図 4）．治療は，病理組織学的評価を行った後，病態説明

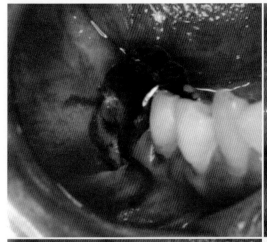
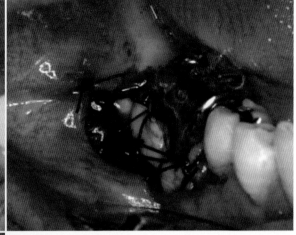
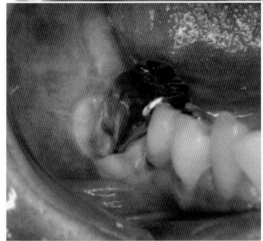

a	b
c	

図 5.
遊離歯肉移植術を併用した口腔前庭拡張術
薬物療法により病勢制御した後も，ブラッシング時に疼痛があり口腔衛生状態の改善が得られなかった口狭部について，口腔前庭拡張術を施行することで口腔環境が改善し，清掃状態も良好となった．結果として，薬物療法減量後も再燃を認めていない．
　a：口腔前庭狭小部と切開線
　b：術直後
　c：術後1か月

と生活習慣指導を行ったうえで，皮膚症状の検索と治療，原因の検索と除去，増悪因子の除去，薬物療法を並行して行っている．増悪因子となる物理的刺激には，刺激物の摂取，喫煙，口腔衛生状態不良，ミントやシナモンを含む歯磨剤の使用，歯の鋭縁，口腔前庭狭小，下唇や頬粘膜を噛む習癖や咬合状態，不適合な歯の修復物・口腔内装置が挙げられる．増悪因子の除去は，食事指導，禁煙指導，歯の鋭縁の削合や咬合調整，歯の再修復処置や歯科衛生士による専門的口腔衛生処置，症例により遊離歯肉移植術を併用した口腔前庭拡張術を施行する（図5）．薬物療法はステロイド外用療法が第一選択であるが，スコアリングによる病勢評価から判断して無効の場合，上皮性異形成がないことを確認のうえ，潰瘍形成を伴わない紅色型の OLP にはタクロリムス外用療法*単独にて治療を行い（図6），潰瘍形成を伴う紅色型の OLP に

は期間を限定したステロイド内服療法とタクロリムス外用療法*を併用している（図7）．これらの治療が奏効しない場合は，必要に応じて外科的切除を検討する（図8）．また，アズレンスルホン酸ナトリウム水和物を含む含嗽薬や軟膏は副作用が少なく，消炎作用があるため，その他の薬物療法と併用する．

　*：適応外使用について倫理審査委員会の承認を得ている．

OLP におけるステロイド外用療法

　OLP の治療の第一選択である．口腔用のステロイド外用薬は，本邦ではⅢ～Ⅴ群の力価がある．強いほど副作用も大きいため，病変の状態に合わせて選択する．治療開始時は，1日2～3回で定時使用させ，病勢を制御した後，減量することが重要である．治療開始早期や薬物の種類や投与回数

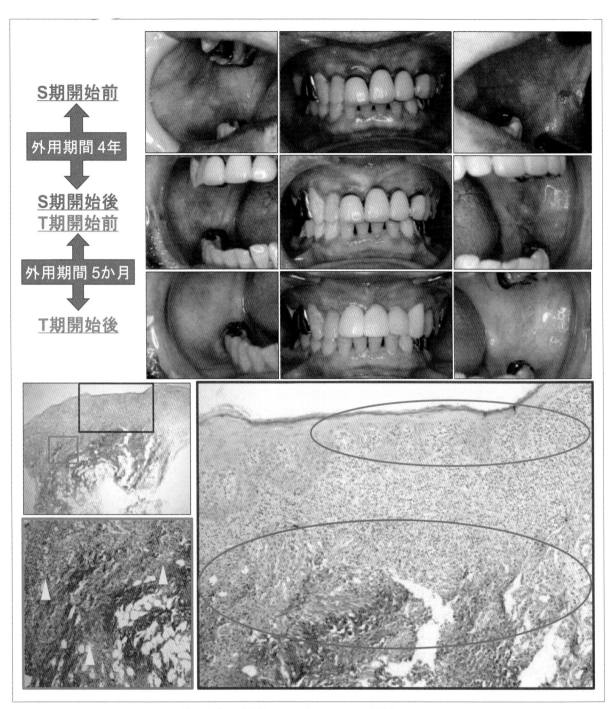

図 6. ステロイド外用療法に抵抗性の OLP（ステロイド長期使用例）におけるタクロリムス外用療法の治療例

他院での治療も含め，4 年間のステロイド外用療法で症状の改善を認めなかったため，タクロリムス外用療法を開始したところ，症状は短期間で著明に改善した．

病理組織学的所見は，著明な粘膜上皮の菲薄化（青丸）と上皮下のリンパ球浸潤（橙丸）は広範であり，脂肪織にも及んでいた（黄矢頭）．

a：ステロイド外用療法期（S 期）開始前後，タクロリムス外用療法期（T 期）開始前後の口腔内写真

b：HE 染色（左上；×50）　　　c：HE 染色（右（赤四角）；×100）

d：HE 染色（左下（緑四角）；×200）

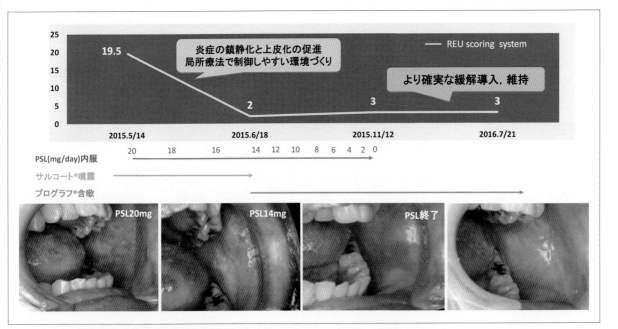

図 7. ステロイド外用療法に抵抗性の潰瘍型 OLP にステロイド内服療法とタクロリムス外用療法
を併用した治療例

病勢のスコアリング経過(REUS)と治療経過，経過の口腔内写真．ステロイド内服療法によりびら
ん/潰瘍が軽快した後，タクロリムス外用療法を開始したことで，ステロイド内服療法終了後も長期
的に病変の再燃なく良好な経過が維持できている．

を変更する際は2〜4週で再評価を行う．治療効果
が得られない場合は，より強い力価の薬剤へ変更
する．口腔カンジダ症などの副作用の評価も併せ
て行う．また，剤型の選択も重要であり，病変が
広範囲に及ぶ場合は噴霧薬や含嗽薬，病変が局所
の場合や口唇には軟膏を使用する．含嗽薬は使用
可能な薬剤が少ないため，当科では適応外使用の
倫理申請を行ったうえで，院内製剤を使用してい
るが，デキサメタゾン液が「口腔扁平苔癬全国調
査に基づいた病態解析および診断基準・治療指針
の提案」[36]に紹介されている．

OLP におけるタクロリムス外用療法

タクロリムス外用薬は T 細胞の活性を抑制す
ることで免疫抑制効果を発揮する．分子量が大き
いため，正常上皮では角層を通過せず，炎症のあ
る病変部のみで角層を通過し，効果を発揮する．
ステロイド外用薬の副作用である粘膜の萎縮を起
こさず，耐性もみられない．また，カンジダ症の
リスクも低い[37]．一方で，マウス2年間塗布試験

にてリンパ腫の発症率が上昇したことから，アメ
リカ食品医薬品局(FDA)にてがん化のリスクの
ある薬品として掲載された[38]．その後，ヒトでは
マウスと様々な点で異なることから，アトピー性
皮膚炎では大規模研究が行われた結果，皮膚がん
やリンパ腫の発症リスクを高めないというエビデ
ンスが集積され[39]〜[41]，保険適用されている．OLP
ではがん化の報告はわずか[42]〜[44]で因果関係も不
明だが，長期の安全性を評価した研究が少ない状
況であり，本邦において保険適用がなく大規模な
安全性試験が必要である．システマティック・レ
ビューの報告は2件あり，1つは，タクロリムス
外用薬はⅠ群ステロイドのクロベタゾール外用薬
よりも効果的(プラセボおよび他の治療薬と比較
したメタ解析における OR はタクロリムス外用薬
8.0，クロベタゾール外用薬1.19)であり口腔カン
ジダ症の副作用のリスクも少ないといった報告が
ある[45]．もう1つは，3〜8週間の治療ではタクロ
リムス外用薬とステロイド外用薬は同様の効果と
転帰をきたし，治療後3週〜6か月で再燃をきた

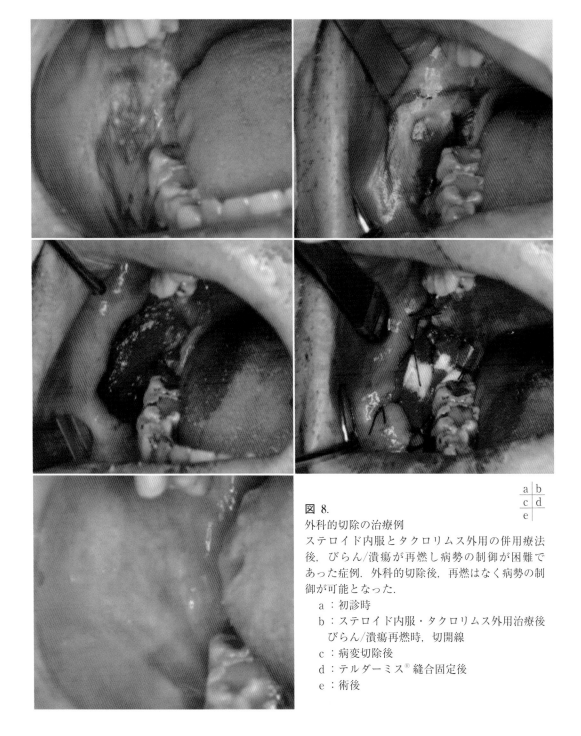

図 8.

外科的切除の治療例

ステロイド内服とタクロリムス外用の併用療法後，びらん/潰瘍が再燃し病勢の制御が困難であった症例．外科的切除後，再燃はなく病勢の制御が可能となった．

a：初診時
b：ステロイド内服・タクロリムス外用治療後 びらん/潰瘍再燃時，切開線
c：病変切除後
d：テルダーミス® 縫合固定後
e：術後

a	b
c	d
e	

したこと，一方で，タクロリムスの血中濃度の上昇は認めず，発生した全身性の有害事象は軽度であったことが報告されている[46]．どちらの報告も，ステロイド外用療法に反応しない場合，タクロリムス外用療法が代替治療になる可能性があると結論づけている．英国のオーラルメディシンの学会のガイドラインには，ステロイド外用療法抵抗性の OLP に対する選択肢としてタクロリムス外用療法が挙げられている[35]．現在，当科では後ろ向き調査を行っており，多くの症例で著明な効果が得られ，ステロイド外用薬長期使用例では特に効果が高いことを確認している．

OLP におけるステロイド内服療法

難治性の OLP において，ステロイド短期内服療法は有効であると報告されている．そのオープンラベル試験では，プレドニゾロン（40〜80 mg を 1 日 1 回，または 1 mg/kg/日）で治療した OLP 患者 10 人中 7 人で 26 日以内に完全寛解が得られている[47]．通常，上記の用量でプレドニゾロンを使用して患者を治療し，薬剤関連の副作用のリスクを最小限に抑えるために 2〜4 週間以内に漸減し中止することを目標とする．再発はプレドニゾロンの中止後に頻繁に発生するため，ステロイド外用療法にて全身療法の漸減中および中止後に改善を維持する必要があると報告されている．49 人の OLP 患者を対象とした研究にて，ステロイド内服療法を施行し，減量後クロベタゾール外用療法を行った症例と，ステロイド内服療法を施行せずクロベタゾール外用療法を行った症例は転帰に有意差がなかったことから，ステロイド内服療法は強い炎症を制御することはできるが，長期的な予後はステロイド外用療法と変わらない可能性が示唆されている[48]．そのため，ステロイド内服療法に他の治療法を併用することが必要と考えられる．以上を踏まえて，東京歯科大学市川総合病院の粘膜疾患外来（歯科・口腔外科と皮膚科の合同外来）では，ステロイド外用療法抵抗性の潰瘍型の OLP について，ステロイド内服療法にタクロリムス外用療法を併用した治療を行っている．なお，潰瘍型の症例についてはステロイド内服療法により潰瘍が消失した後にタクロリムス外用療法を開始している．ステロイド内服療法の投与量は，その副作用を考慮し 20〜30 mg/day または 0.5 mg/kg/day で開始し，2 週間ごとに 5 mg ずつ減量している．これはアトピー性皮膚炎で推奨されているタクロリムス外用薬の使用法を参考としている[37]．ステロイド内服療法により炎症を鎮静化することで上皮化を促進し，局所療法で制御しやすい環境を整えたうえで，タクロリムス外用療法により，ステロイドの副作用を回避し確実な寛解導入と維持を行う．

おわりに

OLP の診断は，様々な病型を呈すること，OPMDs に分類されることから，鑑別診断や上皮性異形成の有無の確認のため，病理組織学的検査が必須である．原因が明らかとなれば OLL と診断でき，原因の除去により病変が軽快する可能性がある．口腔環境が病勢に大きく影響するため，生活習慣指導や口腔衛生管理などの増悪因子の除去が重要である．病勢評価法について PDAI や MMPDAI のほかにも，アトピー性皮膚炎における severity scoring of atopic dermatitis (SCORAD) や尋常性乾癬における psoriasis area and severity index (PASI) が国際的な論文報告を基に，国内学会の検討委員会で検証され，統一がなされている．OLP においても病勢に応じた治療法の選択，今後の新たな治療法の確立やその裏付けとなる研究の質の向上の面で，スコアリングによる客観的な評価法の確立が急務である．薬物療法について，ステロイド抵抗性の難治例が存在するが，ステロイド外用療法以外の有効な治療の選択肢が少ない状況である．タクロリムス外用療法はそのような症例について著明な効果が期待できるため，必要な症例に限定し，上皮性異形成を避け，慎重な投与を行えば患者の利益は大きいと考えられる．アトピー性皮膚炎で行われたような大規模な治療の臨床試験が求められる．

文　献

1) Farhi D, Dupin N：Pathophysiology, etiologic factors, and clinical management of oral lichen planus, part Ⅰ：facts and controversies. *Clin Dermatol*, **28**：100-108, 2010.
2) Miguel Ángel González-Moles, Saman Warnakulasuriya, Isabel González-Ruiz1, et al：Worldwide prevalence of oral lichen planus：A systematic review and meta-analysis. *Oral Diseases*, doi：10.1111/odi.13323, 2020（Online ahead of

print）.

3) Al-Hashimi I, Schifter M, Lockhart PB, et al：Oral lichen planus and oral lichenoid lesions：diagnostic and therapeutic considerations. *Oral Surg Oral Med Oral Pathol Oral Radiol Endod*, **103**：e1-12, 2007.

4) Eisen D, Carrozzo M, Bagan Sebastian JV, et al：Oral lichen planus：clinical features and management. *Oral Diseases*, **11**：338-349, 2005.

5) Roopashree MR, Gondhalekar RV, Shashikanth MC, et al：Pathogenesis of oral lichen planus—a review. *J Oral Pathol Med*, **39**：729, 2010.

6) Siponen M, Kauppila JH, Soini Y, et al：TLR4 and TLR9 are induced in oral lichen planus. *J Oral Pathol Med*, **41**：741, 2012.

7) El Tawdy A, Rashed L：Downregulation of TLR-7 receptor in hepatic and non-hepatic patients with lichen planus. *Int J Dermatol*, **51**：785, 2012.

8) Janardhanam SB, Prakasam S, Swaminathan VT, et al：Differential expression of TLR-2 and TLR-4 in the epithelial cells in oral lichen planus. *Arch Oral Biol*, **57**：495, 2012.

9) Payeras MR, Cherubini K, Figueiredo MA, et al：Oral lichen planus：focus on etiopathogenesis. *Arch Oral Biol*, **58**：1057-1069, 2013.

10) Xie S, Ding L, Xiong Z, et al：Implications of Th1 and Th17 cells in pathogenesis of oral lichen planus. *J Huazhong Univ Sci Technolog Med Sci*, **32**：451-457, 2012.

11) Ismail SB, Kumar SK, Zain RB：Oral lichen planus and lichenoid reactions：etiopathogenesis, diagnosis, management and malignant transformation. *J Oral Sci*, **49**：89-106, 2007.

12) Hiremath SKS, Charantimath ADK：Oral Lichenoid lesions：Clinico-pathological mimicry and its daiagnostic implications. *Indian H Dent Res*, **22**(6)：827-834, 2011.

13) van der Meij EH, van der Waal I：Lack of clinicopathologic correlation in the diagnosis of oral lichen planus based on the presently available diagnostic criteria and suggestions for modifications. *J Oral Pathol Med*, **32**：507-512, 2003.

14) van der Meij EH, Schepman KP, Smeele LE, et al：A review of the recent literature regarding malignant transformation of oral lichen planus. *Oral Surg Oral Med Oral Pathol Oral Radiol*

Endod, **88**：307-310, 1999.

15) Ismail SB, Kumar SK, Zain RB：Oral lichen planus and lichenoid reactions：etiopathogenesis, diagnosis, management and malignant transformation. *J Oral Sci*, **49**：89-106, 2007.

16) Fitzpatrick SG, Hirsch SA, Gordon SC：The malignant transformation of oral lichen planus and oral lichenoid lesions A systematic review. *JADA*, **145**(1)：45-56, 2014.

17) Aghbari SMH, Abushouk AI：Malignant transformation of oral lichen planus and oral lichenoid lesions：A meta-analysis of 20095 patient data. *Oral Oncology*, **68**：92-102, 2017.

18) Gliuliani M, Troiano G, Cordaro M, et al：Rate of malignant transformation of oral lichen planus：A systematic review. *Oral Diseases*, **25**(3)：693-709, 2019.

19) Bowen GM, Peters NT, Fivenson DP, et al：Lichenoid Dermatitis in Paraneoplastic Pemphigus：A Pathogenic Trigger of Epitope Spreading? *Arch Dermatol*, **136**(5)：652-656, 2000.

20) Mignogna MD, Fortuna G, Leuci S, et al：Lichen planus pemphigoides, a possible example of epitope spreading. *Oral Surg Oral Med Oral Pathol Oral Radiol Endod*, **109**(6)：837-843, 2010.

21) Andreasen JO：Oral lichen planus. 1. A clinical evaluation of 115 cases. *Oral Surg Oral Med Oral Pathol*, **25**：31-42, 1968.

22) Piboonniyom SO, Treister N, Pitiphat W, et al：Scoring system for monitoring oral lichenoid lesions：a preliminary study. *Oral Surg Oral Med Oral Pathol Oral Radiol Endod*, **99**：696-703, 2005.

23) Ito D, Sugawara Y, Jinbu Y, et al：A retrospective multi-institutional study on the clinical categorization and diagnosis of oral lichen planus. *J Oral Maxillofac Surg Med Pathol*, **29**：452-457, 2017.

24) Wang J, van der Waal I：Disease scoring systems for oral lichen planus；a critical appraisal. *Med Oral Patol Oral Cir Bucal*, **20**(2)：e199-204, 2015.

25) Lopez-Jornet P, Camacho-Alonso F：Clinical assessment of oral lichen planus based on different scales. *Int J Dermatol*, **49**：272-275, 2010.

26) Lodi G, Carrozzo M, Furness S, et al：Interventions for treating oral lichen planus：a systemat-

ic review. *Br J Dermatol*, **166**(5)：938-947, 2012.

27) Escudier M, Ahmed N, Shirlaw P, et al：A scoring system for mucosal disease severity with special reference to oral lichen planus. *Br J Dermatol*, **157**：765-770, 2007.

28) Park HK, Hurwitz S, Woo SB：Oral lichen planus：REU scoring system correlates with pain. *Oral Surg Oral Med Oral Pathol Oral Radiol*, **114**(1)：75-82, 2012.

29) Chamani G, Rad M, Zarei MR, et al：Efficacy of tacrolimus and clobetasol in the treatment of oral lichen planus：a systematic review and meta-analysis. *Int J Dermatol*, **54**：996-1004, 2015.

30) Gobbo M, Rupel K, Zoi V, et al：Scoring systems for Oral Lichen Planus used by differently experienced raters. *Med Oral Patol Oral Cir Bucal*, **22**(5)：e562-571, 2017.

31) Setterfield JF, Ormond M, Donaldson ANA, et al：Is the Oral Disease Severity Score going to be useful for dermatologists when assessing pemphigus? Reply from the authors. *Br J Dermatol*, **179**(4)：1012-1013, 2018.

32) Ormond M, McParland H, Thakrar P, et al：Validation of an Oral Disease Severity Score (ODSS)tool for use in oral mucous membrane pemphigoid. *Br J Dermatol*, **183**(1)：78-85, 2020.

33) Al-Hashimi I, Schifter M, Lockhart PB, et al：Oral lichen planus and oral lichenoid lesions：diagnostic and therapeutic considerations. *Oral Surg Oral Med Oral Pathol Oral Radiol*, **103** (suppl 1)：S25. e1-S25. e12, 2007.

34) Alrashdan MS, Cirillo N, McCullough M：Oral lichen planus：a literature review and update. *Arch Dermatol Res*, **308**：539-551, 2016.

35) The British Society for Oral Medicine：Guidelines for the management of oral lichen planus in secondary care, 2010(http://www.bsom.org.uk/page71.html).

36) 口腔扁平苔癬ワーキンググループ(OLP委員会)：口腔扁平苔癬全国調査に基づいた病態解析および診断基準・治療指針の提案. 日口内誌, **21** (2)：49-57, 2015.

37) 大槻マミ太郎：タクロリムス軟膏の使い方・コツと落とし穴. アレルギー, **58**(5)：499-506, 2009.

38) US Food and Drug Administration：FDA Public Health Advisory：Elidel(pimecrolimus)cream and Protopic(tacrolimus)ointment, pp.3-10, 2005(http://www.fda.gov/medwatch/SAFETY/2005/safety05.htm#Elidel).

39) Berger TG, Duvic M, Van Voorhees AS, et al：The use of topical calcineurin inhibitors in dermatology：safety concerns. Report of the American Academy of Dermatology Association Task Force. *J Am Acad Dermatol*, **54**(5)：818-823, 2006.

40) Fleischer Jr AB：Black box warning for topical calcineurin inhibitors and the death of common sense. *Dermatol Online J*, **12**(6)：2, 2006.

41) Spergel JM, Leung DY：Safety of topical calcineurin inhibitors in atopic dermatitis：evaluation of the evidence. *Curr Allergy Asthma Rep*, **6**：270-274, 2006.

42) Becker JC, Houben R, Vetter CS, et al：The carcinogenic potential of tacrolimus ointment beyond immune suppression：a hypothesis creating case report. *BMC Cancer*, **6**：7, 2006.

43) Morita M, Asoda S, Tsunoda K, et al：The onset risk of carcinoma in patients continuing tacrolimus topical treatment for oral lichen planus：a case report. *Odontology*, **105**：262-266, 2017.

44) Mattsson U, Magnusson B, Jontell M, et al：Squamous cell carcinoma in a patient with oral lichen planus treated with topical application of tacrolimus. *Oral Surg Oral Med Oral Pathol Oral Radiol Endod*, **110**：e19-e25, 2010.

45) Chamani G, Rad M, Zarei MR, et al：Efficacy of tacrolimus and clobetasol in the treatment of oral lichen planus：a systematic review and meta-analysis. *Int J Dermatol*, **54**：996-1004, 2015.

46) Sun SL, Liu JJ, Zhong B, et al：Topical calcineurin inhibitors in the treatment of oral lichen planus：a systematic review and meta-analysis. *Br J Dermatol*, **181**：1166-1176, 2019.

47) Carbone M, Carrozzo M, Castellano S, et al：Systemic corticosteroid therapy of oral vesiculoerosive diseases(OVED). An open trial. *Minerva Stomatol*, **47**：479, 1998.

48) Carbone M, Goss E, Carrozzo M, et al：Systemic and topical corticosteroid treatment of oral lichen planus：a comparative study with long-term follow-up. *J Oral Pathol Med*, **32**：323, 2003.

MB Derma, 304：29-37, 2021.

◆特集／口腔粘膜疾患のすべて

細菌・ウイルス感染症による口腔粘膜病変

日野治子*

Key words：細菌感染症(bacterial infectious diseases)，ウイルス感染症(viral infectious diseases)，口腔粘膜病変(oral mucosal lesions)

Abstract 細菌やウイルス感染症では，皮膚症状のみならず口腔内病変も生じる場合が少なくない．溶連菌感染症の咽頭炎，麻疹の Koplik 斑，手足口病の口腔内病変，伝染性単核球症の咽喉頭炎など特徴的な所見もあり，診断の一助になる．麻疹，風疹，水痘，手足口病などウイルス血症のピーク時の口腔内病変から病状の経緯を知ることも可能である．診察の際，口腔内は覗いてみるべき部位である．

はじめに

　皮膚科医が診察する感染症のなかには皮膚のみならず，粘膜にも病変が生じる疾患が少なくない．ときにはその疾患に特異的な所見を呈し，診断の一助になる場合もあり，粘膜病変をみることは必要である．ここでは細菌およびウイルス感染症を取り上げた[1)~7)]．

細菌・ウイルス感染症および類症

1．細菌感染症

a）黄色ブドウ球菌による症状

　黄色ブドウ球菌(*Staphylococcus aureus*)による病変は口腔内にみられることは少なくて，口囲の膿痂疹やブドウ球菌性熱傷様皮膚症候群(Staphylococcal scalded skin syndrome；以下，SSSS)による病変が主体である．

　膿痂疹は鼻孔周囲から発症する例が多く，口囲にも病変が及ぶ．搔破による滲出液への接触が病変を拡大させる．通常は触らぬよう覆っておき，抗菌薬の外用，拡大傾向があれば抗生物質を内服

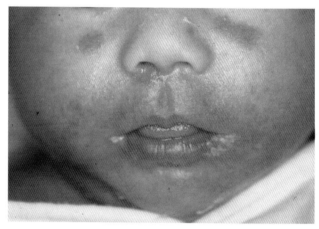

図 1．ブドウ球菌性熱傷様皮膚症候群(SSSS)
口囲に鬱陶しい放射状の皺，びらん，滲出液を呈している．

させるが，小児の口囲の病変を触らぬようにと言い聞かせるのも，覆うのも難しいものである．

　SSSS は *S. aureus* の産生する外毒素(exfoliative toxin；以下，ET)によって水疱が形成される．幼児・小児に好発する．ほぼ全身が潮紅し，口囲は放射状に皺が寄ったようにみえ(図1)，眼脂・鼻汁が多い．表皮は薄く剝離し，擦過で容易に剝け，ニコルスキー現象がみられる．ET が血流を介して全身性に表皮顆粒層に細胞間棘融解を生じる．

* Haruko HINO，〒158-8531 東京都世田谷区上用賀 6-25-1　公立学校共済組合関東中央病院皮膚科，特別顧問

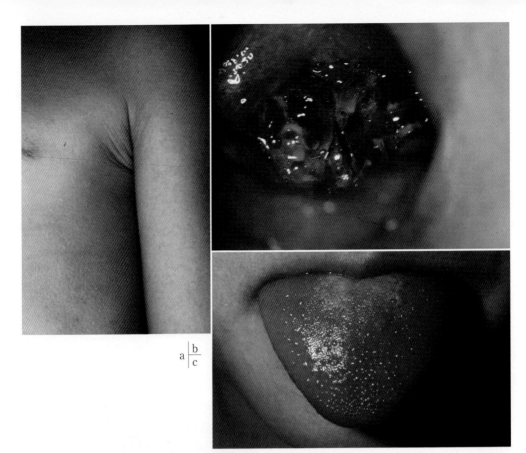

図 2. A 群 β 溶血性連鎖球菌感染症（猩紅熱）
a：体幹の点状ないし粟粒大の紅色小丘疹が集簇し，局面を形成
b：非常に強い咽頭炎を訴える（文献 4 より引用）.
c：乳頭が腫脹して，イチゴ舌を呈する.

ET の標的蛋白はデスモグレイン（Dsg）1 であることが示されている．治療は抗生物質の全身投与である．

膿痂疹，SSSS ともに最近はメチシリン耐性黄色ブドウ球菌（methicillin-resistant *Staphylococcus aureus*；MRSA）の検出率が高いが，多くの場合市中型であり，治療には感受性のある抗菌薬を用いればよい．

b）溶血性連鎖球菌感染症による症状

かつて猩紅熱といわれた A 群 β 溶血性連鎖球菌（*Streptococcus pyogenes*）の全身性感染症である．数日の潜伏期の後，発熱・咽頭痛とともに腋窩・陰股部などの間擦部から点状ないし粟粒大の紅色小丘疹が集簇し，局面を形成しつつ，急速に全身に拡大する（図 2-a）．*S. pyogenes* が産生する erythrogenic toxin によるためで，顔面は，頬は赤く，口周囲は蒼白になる．非常に強い咽頭炎で（図 2-b），飲食が困難になることもある．舌は当初白苔を帯び，その後，乳頭が腫脹してイチゴ舌を呈する（図 2-c）．抗生物質による治療で，皮疹は 5〜6 日で糠様鱗屑を伴いつつ消退する．

迅速検査で咽頭の溶連菌を証明すれば診断は早い．治療は第一選択として，ペニシリン系抗生物質が使われる．溶連菌感染症には，稀に腎炎やリウマチ熱などの合併症があり，少なくとも 10 日以上の十分な治療を必要とする．

2．ウイルス感染症

a）麻 疹

新型コロナウイルス感染症の流行に伴い，海外との交流が途絶えたことから，国外からの持ち込みがほとんどなくなったこと，感染症対策が行われたことなどから麻疹例が少なくなった．しかし

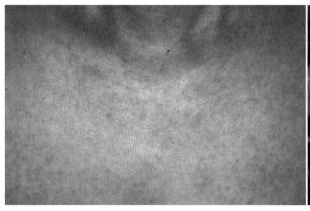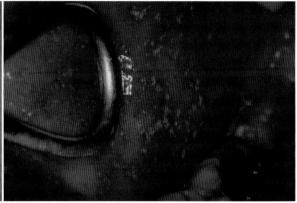

a | b

図 3. 麻疹
a：体幹の浮腫性紅斑. 融合傾向がある.
b：Koplik 斑. 口腔粘膜の白色点状丘疹である.

感染経路不明の国内発症例は，極端に少ないものの，まだ報告されているので注意は必要である．

麻疹は，10〜12 日の潜伏期の後，高熱，全身倦怠感など感冒症状で発症する．39〜40℃の発熱，倦怠感が 3〜4 日続く．その後，一旦少々下熱した後，再度発熱し，発疹期になる．このころ，口腔粘膜には Koplik 斑がみられる．Koplik 斑は口内粘膜の紅暈に囲まれた白色点状小丘疹で（図 3-b），出現率は 80〜90% で麻疹に特異的であるが，皮疹出現後数日で消退してしまうため，見逃すと麻疹の診断が困難になる場合もある．40℃前後の高熱，全身の発疹に加え，咳・鼻汁・下痢など粘膜症状がさらに激しくなり，数日続く．その後，下熱とともに全身状態は改善し始め，回復していく．発疹は示指頭大までの浮腫性紅斑で，全身に及ぶ（図 3-a）．皮疹および Koplik 斑にウイルスの存在が確認されたとの報告がある．

診断は，典型例では臨床症状と経過から比較的容易であるが，EIA 法または PA 法などで証明する．IgM 抗体は発症後 3 日経過しないと陽性にならない．風疹や伝染性紅斑でも疑陽性になる場合が報告されているため，IgM 抗体単回では診断せず，ペア血清で抗体の上昇をみる．PCR 法は数時間で診断可能である．

この典型的な経過をたどる病態のほかに非典型的麻疹として，修飾麻疹，出血性麻疹，亜急性硬化性全脳炎（subacute sclerosing panencephalitis）などがある．

治療は対症療法であるが，十分な補液，全身管理が必要である．

b）風 疹

潜伏期は 2〜3 週間で，前駆症状はほとんどないか，稀に感冒症状を呈することがある．軽度の発熱とともに発疹が出現し，急速に全身に拡大する．発疹は，粟粒大までの紅色小丘疹で（図 4-a），3〜4 日で色素沈着を残さず消失する．発疹の出現とほぼ同時期に，口蓋に点状の丘疹・出血斑がみられることがある（図 4-b）．Forchheimer's spots というが，風疹に特異的ではなく，他のウイルス感染症でも出現する．しかし，この所見をみたら風疹をはじめとするウイルス感染症を考慮する必要がある．リンパ節の腫脹は高率にみられ，特に耳後が腫大し，疼痛を訴える．麻疹に比べ全身症状も軽く，全経過 5〜6 日で軽快する．

検査では，急性期に白血球や血小板数の減少，肝機能の低下もみることがある．風疹とよく似た発疹を呈する疾患は多数あるため，診断の確定は血清抗体検査で HI 抗体の上昇や，EIA 法で風疹IgG，IgM 抗体の検出をみる必要がある．

治療は対症療法で，発熱にはアセトアミノフェン，ときに痒みを訴えるため，抗アレルギー薬を用いる．

風疹ウイルスは催奇形成があり，妊娠早期に妊婦が風疹に罹患すると，経胎盤的に胎児が風疹に感染し，先天性風疹症候群（CRS）を生じたり，ときには死亡する．

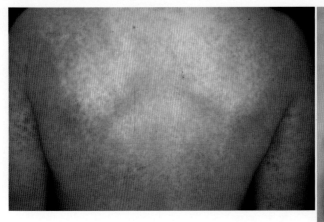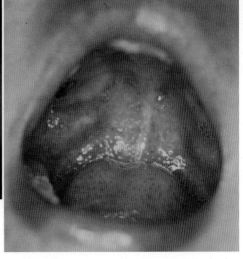

図 4. 風疹　　　　　　　　　　　　　　　　　　a｜b

a：体幹の皮疹．粟粒大までの紅色小丘疹で，播種状に全身に拡大する．
b：口蓋に点状の丘疹・出血斑がみられることがある．Forchheimer's spots という．
　風疹に特異的ではなく，他のウイルス感染症でも出現する．

c）伝染性単核球症

伝染性単核球症は多くの場合，Epstein-Barr ウイルス（EBV）による感染症であるが，cytomegalovirus（CMV），HHV-6，アデノウイルスなど他のウイルスによる報告もある．

最も多い EBV による病態は，主に経口・飛沫感染で，潜伏期は，小児は 10〜14 日だが，成人は長くて 30〜60 日ともいわれている．全身倦怠感，1〜10 日の高熱，咽頭痛・咽頭炎・扁桃炎，表在リンパ節腫脹などとともに発症する．

発熱期間は 1〜7 日といわれているが，平均 10 日前後である．成人例のほうが小児例より熱のレベルが高い．

表在性リンパ節の腫脹が顕著で，特に頸部リンパ節が圧痛・自発痛を伴い，腫大する．ときに腋窩，鼠径部リンパ節も触知する．数週間続くこともある．

特に特徴的な咽頭・扁桃炎は，発疹の出る 3〜5 日前から咽頭痛があり，咽頭の発赤，疼痛がある（図 5-b）．偽膜性扁桃炎，腺窩性扁桃炎を呈することもある．咽頭炎の発生率は高く，咽頭炎は 70〜80％といわれている．

その他の諸臓器障害では，本邦例では肝腫大が約 20％にみられる．ときに重症の肝細胞の壊死を生じ，死に至る例もある．脾腫は欧米では 70％前後であるが，本邦例では約 40％の出現率である．

皮膚症状は，咽喉頭の症状とほぼ同時か数日遅れて出現する（図 5-a）．欧米例では，発疹の出現率は 3〜10％であるが，本邦では 40〜50％にみられるという．発疹は，風疹様，麻疹様，猩紅熱様など多彩である．経過中にペニシリン系などの抗生物質の投与によって高率に発疹を生じる．

診断は，ウイルスの血清抗体価が有用で，急性期には VCA-IgM 抗体の上昇があり，EBNA 抗体はまだ陰性であるが，回復期には VCA-IgG 抗体の上昇，EBNA の出現を確認する．

d）突発性発疹

原因ウイルスは human herpes virus（HHV）-6，-7 と証明されている．

突発性発疹の好発年齢は生後 2 歳までで，平均 6〜18 か月が多い．

突然 38℃ 以上に熱発し，熱型は通常 38〜39℃ の稽留熱で 3〜5 日続く．解熱と同時期に発疹が出現する．発疹は粟粒大ないし大豆大の紅斑で，融合傾向がある．体幹から始まり，顔面，四肢へと全身に拡大した後，数日で色素沈着を残さず消失する（図 6）．発熱期にしばしば軟口蓋に点状紅斑が出現し，永山斑と呼ばれる．多くの例で頸部・腋

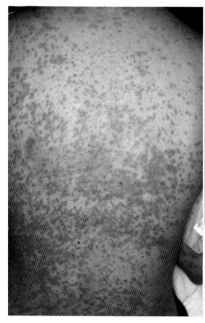
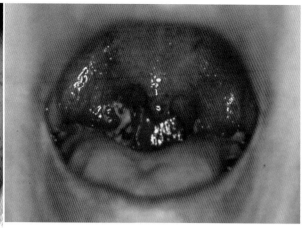

a | b

図 5.
伝染性単核球症
　a：発疹は，風疹様，麻疹様，猩紅熱様など多彩である．
　b：咽頭・扁桃炎は，咽頭痛を伴い咽頭の発赤，疼痛が強い．

窩をはじめとするリンパ節腫大，嘔気・嘔吐，下痢，大泉門の膨隆，眼瞼・眼球結膜の浮腫，さらに稀ながら高熱期の初期に熱性痙攣発作や脳炎を合併する．検査では肝機能障害，白血球・血小板減少などがある．

　診断はおおむねその臨床経過から可能であるが，確定診断はウイルス抗体価の上昇を見いだせばよい．また，必要に応じて唾液などからの PCR 法によるウイルス DNA の証明も行うことがある．

　合併症がなければ，通常は対症療法で経過をみてよいが，ごく稀に免疫能の低下状態で突発性発疹に罹患して重症化する場合がある．

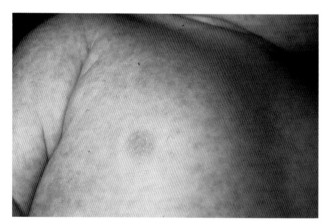

図 6．突発性発疹
体幹の皮疹は，粟粒大ないし大豆大の紅斑で融合傾向がある．

e）エンテロウイルス感染症

（1）**手足口病**：手足口病（hand foot mouth disease；HFMD）の原因として，コクサッキー（Cox）A-16，A-10，A-6，エンテロ（Entero）71 が知られている．潜伏期は 2～7 日，平均 3 日である．主に飛沫感染だが，排泄物を介して経口的または水疱内ウイルスの接触によっても感染する．初夏から秋にかけて流行する．

　手掌・足蹠，指間，手背・足背，口腔内に丘疹・小水疱が出現するが（図 7），ウイルス血症ゆえ膝・肘関節，臀部にも皮疹がみられる．皮疹は，小丘疹が生じ小水疱を伴い，数日で乾燥していく．Cox-A6 の流行時には，後に爪甲の変化が生

じる例がある．

　口腔内でも小紅斑，小水疱の後にびらんになり，小潰瘍を形成することもある．口腔内の病変の疼痛で飲食ができなくなり，乳幼児では脱水に注意が必要な場合がある．ときに脳幹脳炎，ポリオ様麻痺など中枢神経系疾患を合併することがある．

（2）**ヘルパンギーナ**：本症の原因は手足口病と同じエンテロウイルス群である．Cox-A 群の -2～6，8，10 などが多いが，他のエンテロウイルスも原因になり得る．39℃ 前後の高熱が 3～4 日続き，この急性期の咽頭からウイルスが排泄され，飛沫

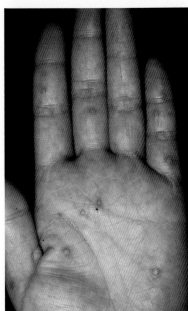

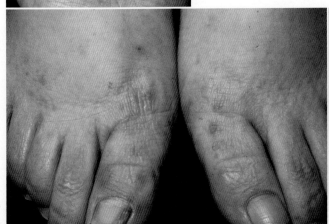

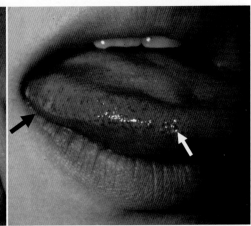

図 7.
手足口病(成人例). エンテロ 71 による(文献 4 より引用).
　　a：手掌の丘疹，小水疱
　　b：足背の丘疹，小水疱
　　c：舌にみられた紅斑，水疱，びらん

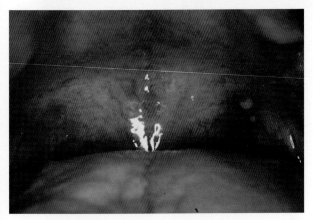

図 8. ヘルパンギーナ(文献 4 より引用)
軟口蓋にびらん，アフタが数か所みられた.
本例は心筋炎を合併した.

感染する．軟口蓋に小水疱，びらん，アフタが孤立性に数個ないし十数個出現し，咽頭痛が激しい(図8)．通常は軽症で，数日で軽快するが，ときに熱性痙攣，心筋炎などを合併することがある．

手足口病およびヘルパンギーナのようなエンテロウイルスによる感染症では，ウイルスは急性期後半から糞便に数週間排泄されるため，手洗いの励行が必要である．

f）水痘・帯状疱疹

（1）水　痘：水痘は水痘・帯状疱疹ウイルス(varicella zoster virus；VZV)による初感染の病態である．経気道的に空気感染し，ウイルスは所属リンパ節で増殖した後，血中へ入り，第一次ウイルス血症を生じる．さらに肝臓・脾臓などの網

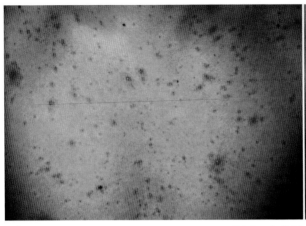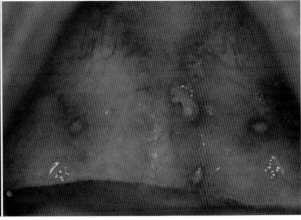

a|b

図 9. 水痘（文献 4 より引用）

a：体幹の小丘疹・小水疱. 播種状に出現. 小水疱は中心臍窩を持つ.

b：口腔内の小水疱とアフタ

内系組織で増殖した後，第二次ウイルス血症を起こす．この約 2 週間の潜伏期の後，皮膚および口腔粘膜に病変を生じる（図 9）．体幹には小丘疹が出現し，さらに中心臍窩を持つ小水疱を形成し，水疱は経過とともに膿疱を経て，乾燥，痂皮化した後，脱落する．次々に出現し，各々の個疹は 1〜2 週間の間にこの経過をたどるため，新旧の皮疹が混在する．成人の重症例では，初期に白血球・血小板数の減少，肝機能障害などがみられる場合がある．

（2）**帯状疱疹（herpes zoster）**：帯状疱疹は，水痘として体内に侵入した VZV が潜伏し，再活性化した際に潜伏していた神経支配領域に皮疹を生じた状態である．

三叉神経第 2 枝または第 3 枝で口腔内に病変が出現する．多くの場合，舌のみならず口腔粘膜にも片側性に水疱やつぶれたびらん・潰瘍などの病変があるので，比較的容易に診断はつく（図 10）．所属リンパ節が腫大する．この領域の帯状疱疹には，抗ウイルス薬の内服または点滴による全身的投与が必要である．

g）単純疱疹

単純疱疹ウイルスは，生物学的および抗原的相違によって 1 型と 2 型に分けられ，接触によって感染し，初感染と再活性化がある．本邦では，1 型は口唇付近に感染し，三叉神経節に潜伏することが多く，2 型は仙骨部の神経節に潜伏すること

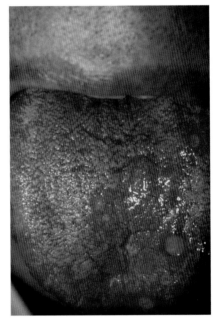

図 10. 帯状疱疹（文献 4 より引用）

三叉神経第 3 枝の帯状疱疹. 舌の左半側にびらん, 小潰瘍を形成

が多い．

初感染は，2 日ないし 1 週間前後の潜伏期の後，感染部位に病変を生じる．丘疹，小水疱が集簇するが，5〜10 日で乾燥，痂皮化する．局所的に炎症が強いため，疼痛が激しく，軽快した後も色素沈着を残すことがある．感染ウイルスは潜伏し，疲労，免疫力低下状態，紫外線曝露，心身のストレスなどが誘引になって再活性化し，病変を生じる．

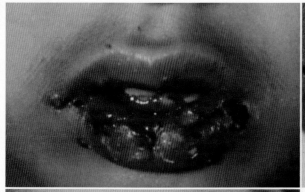
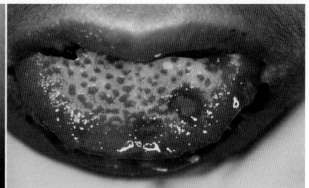
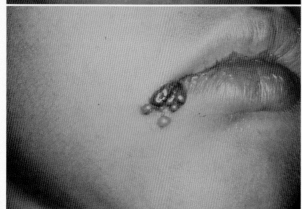

a|b
c

図 11.
単純ヘルペス（文献4より引用）
　a：初感染．炎症が強く，口唇のみならず口腔粘膜
　　にも病変を生じた.
　b：aと同症例．ヘルペス性歯肉口内炎を呈した.
　　舌にびらん，小潰瘍を形成
　c：再発は灼熱感を伴った丘疹，小水疱が集簇

　　口唇ヘルペスは最も一般的な病態である．初感染は炎症が強く，口唇のみならず口腔粘膜にも病変を生じたり（図11-a），所属リンパ節腫脹，発熱を伴い，ヘルペス性歯肉口内炎（herpetic gingivo-stomatitis）を呈する例（図11-b）も少なくない．再発は出現前に違和感を覚えることがあり，灼熱感を伴った丘疹，小水疱が集簇し（図11-c），数日でびらん，痂皮化していく.

3. 川崎病（急性熱性皮膚粘膜リンパ節症候群，acute febrile mucocutaneous lymph node syndrome；MCLS）

　　川崎病は原因不明の，皮膚病変および心臓冠動脈病変を伴う血管炎症候群である．何らかの細菌感染により炎症性サイトカインが惹起されて血管炎を生じるとの説があるが，詳細はいまだ不明である.

　　好発年齢は約80%が4歳未満である．急に39〜40℃の熱が数日〜数週続き，頸部リンパ節が腫脹するが，抗生物質は無効である．ほぼ同時に多彩な皮膚粘膜疹が出現する．顔面・体幹・四肢に風疹・麻疹様の丘疹・紅斑，多形滲出性紅斑，蕁麻疹様紅斑，ときに小水疱・膿疱・紫斑のこともある．BCG接種部位の紅斑・腫脹，眼球結膜の充血，口唇の乾燥と発赤腫脹，イチゴ舌，咽頭炎，手掌・足蹠の硬性浮腫と紅斑が多くの例でみられる（図12）．1〜2%で心筋梗塞を併発する．病理学的には乳児多発動脈炎（infantile polyarteritis；IP）とされている.

　　完全型の診断は比較的容易であるが，異形麻疹，Gianotti-Crosti症候群などのウイルス感染症，溶連菌などの細菌感染症との鑑別を要する場合がある.

口腔内感染症の治療

　　口腔内病変の治療については，全身疾患を伴う場合は原疾患に合わせて行う．口の中の病変なので，飲食不可能になり，補液をはじめ全身管理が必要になることがしばしば起こりうる.

　　局所療法は疾患に合わせる．通常，含嗽剤などで口腔内ケアを行いつつ，疾患に合わせて治療薬

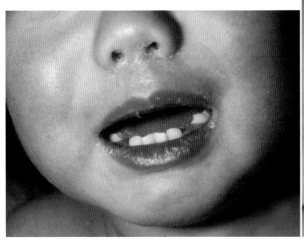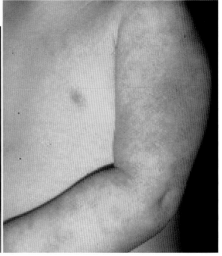

a│b

図 12. 川崎病
a：顔面の頬の紅斑，口唇の乾燥・発赤腫脹
b：体幹・四肢に風疹・麻疹様の丘疹・紅斑，BCG 接種部位の紅斑・腫脹

を用いる．慢性再発性アフタなど，いわゆる口内炎にはオラベースのステロイドを用いるが，カンジダ症などには抗真菌薬，単純疱疹，水痘，帯状疱疹などヘルペス群には抗ウイルス薬である．痛みが強いときは，表面麻酔剤のキシロカインゼリーなどを使う．

おわりに

感染症で口腔内病変を生じる疾患は少なくない．疾患に特異な病変で，その所見をみて診断がつく場合もある．皮膚病変のみならず，口腔内の所見にも気を付けてみる必要がある．

文　献

1) 日野治子(編著)：こどもの発疹のみかた―急性発疹症へのアプローチ―，第 4 版，中外医学社，2015.
2) 日野治子：皮膚症状よりみた全身疾患 口腔粘膜．カレントテラピー，**9**(11)：2219-2223，1991.
3) 日野治子：【日常診療で盲点となる皮膚科疾患】Koplik 斑は麻疹に特異的ですか，病態は？ 皮膚臨床，**53**(11)：1629-1633，2011.
4) 日野治子(編著)：口腔粘膜病変アトラス：口の中をのぞいてみよう！見えない病気が見えてくる，学研メディカル秀潤社，2018.
5) 日野治子：口は眼よりも物をいう⁉(上)．漢方研究，**450**(6)：203-210，2009.
6) 日野治子：口は眼よりも物をいう⁉(下)．漢方研究，**451**(7)：247-253，2009.
7) 日野治子：皮膚科セミナリウム 皮膚のウイルス感染症 ウイルス感染症の鑑別法．日皮会誌，**120**(5)：993-1008，2010.

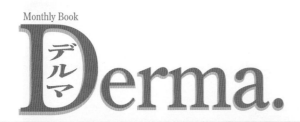

新刊

No.300

皮膚科医必携！
外用療法・外用指導のポイント

MB Derma. No.*300* 2020 年 10 月増大号
編集企画：**朝比奈昭彦**（東京慈恵会医科大学教授）
定価（本体価格 5,000 円＋税）　B5 判　186 ページ

◀弊社ホームページへのリンクはこちら！
目次、キーポイントもご覧いただけます！

外用療法・外用指導の基礎から最新知見までまとめた実践書！

前半では基剤の特徴や具体的な使い分け、混合処方など、外用薬と外用療法に関する基礎理論に加え、外用・スキンケア指導の要点を解説。後半では各種皮膚疾患ごとに項目を立て、製剤選択のポイントや外用の工夫・コツについて、エキスパートが最新知見も加え具体的にまとめています。
日常診療で困ったときに読み返したい、充実の 1 冊です！

▶ CONTENTS

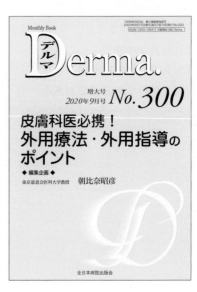

全日本病院出版会　〒113-0033 東京都文京区本郷 3-16-4　Tel：03-5689-5989
www.zenniti.com　　　　　　　　　　　　　　　　　　　　　Fax：03-5689-8030

MB Derma, **304**：39-51, 2021.

◆特集／口腔粘膜疾患のすべて

性感染症による口腔粘膜病変

余田敬子*

Key words：性感染症(sexually transmitted infection), 口腔咽頭病変(oropharyngeal manifestation), 梅毒(syphilis), ヒト免疫不全ウイルス感染症(human immunodeficiency virus infection), 単純ヘルペスウイルス感染症(herpes simplex virus infection)

Abstract 口腔咽頭に粘膜病変を生じる STI のうち, 梅毒の初期硬結, 硬性下疳, 粘膜斑は, 特徴的な病変であることから診断しやすいが, 抗菌薬投与や受診のタイミングによって病変の特徴が失われ, 診断の機会を逸する可能性がある. HIV 感染症・AIDS では, 無症候期以降の初発症状の 40% が口腔粘膜で, カンジダ症, 再発性アフタ性口内炎, 非特異的口腔潰瘍, 苔癬, カポジ肉腫, 非ホジキンリンパ腫, 扁平上皮癌など多岐にわたり, 非特異的潰瘍など原因不明のものも含まれる. なかでも, カンジダ症, 毛様白板症, HIV 関連歯周囲炎, カポジ肉腫は HIV 感染に特異的な病変とされ, HIV 感染の診断の契機となる. HSV 初感染時に生じる歯肉口内炎, 咽頭炎, 扁桃炎は, 高熱, 強い咽頭痛による摂食困難, 頸部リンパ節の腫脹を伴う. 症状と口腔咽頭所見の特徴から, 経験のある臨床医であれば臨床所見のみで診断可能である.

はじめに

口腔咽頭は, 細菌, ウイルス, 真菌による感染症, ベーチェット病やクローン病などの自己免疫疾患, 扁平苔癬や天疱瘡などの皮膚粘膜疾患, 悪性腫瘍, 外傷, 熱傷, 原因不明の難治性潰瘍など, 様々な原因による粘膜病変が生じる部位であるが, 近年の性行動の多様化によって性感染症による病変もみられるようになっている.

口腔咽頭に関連する性感染症の病態は, ① 口腔咽頭に直接感染し多部位に病変を生じ, それが他者への感染源になる, ② 口腔咽頭に直接感染し他者への感染源になるが口腔咽頭病変は生じない(無症候性感染), ③ 病原体の侵入・感染部位と関係なく口腔咽頭病変が生じ他者への感染源となる, ④ 感染後に潜伏状態となり, 無症候性に病原体が口腔咽頭から排出され他者への感染源にな

る, の 4 つに分けられる. 梅毒は ①〜④, クラミジア(*Chlamydia trachomatis*)感染症と淋菌感染症は ①, ②(① より ② の場合が圧倒的に多い), 単純ヘルペスウイルス(herpes simplex virus；HSV)感染症は ①, ④, ヒトパピローマウイルス(human papillomavirus；HPV)感染症は ① に当てはまる. Human immunodeficiency virus(HIV)感染症および後天性免疫不全症候群(acquired immunodeficiency syndrome；AIDS)は, 無症候期以降に現れる口腔病変が HIV 感染の診断の契機となりやすい.

本稿では, 口腔咽頭に粘膜病変を生じる梅毒, HIV 感染症, HSV 感染症について, 病変の特徴, 診断, 治療の注意点について概説する.

梅 毒

梅毒は, 梅毒トレポネーマ(*Treponema pallidum*；Tp)を病原体として慢性的に進行する感染症で, 感染後, 経時的に第 1 期, 第 2 期, 潜伏梅毒および第 3 期に分類される. 感染から発症まで

* Keiko YODA, 〒116-8567 東京都荒川区西尾久 2-1-10 東京女子医科大学東医療センター耳鼻咽喉科, 准教授

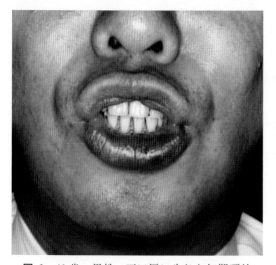

図 1. 41 歳, 男性. 下口唇に生じた初期硬結
（文献 3 より転載）
下口唇左側に小豆大, 暗赤色の小結節を認め
る. 触診で軟骨のようにコリコリと硬く触れ,
痛みを訴えない.

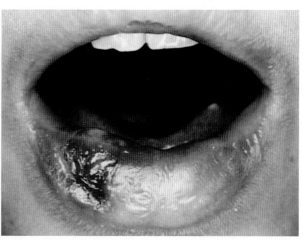

図 2. 16 歳, 女性. 下口唇の硬性下疳（文献 4 より転載）
初期硬結が潰瘍化したもの. 一般の潰瘍と異なり, 無痛
性である. 初期硬結と同様に軟骨のように硬く, 悪性腫
瘍との鑑別を要する. 抗菌薬投与前の潰瘍面には多数の
Tp が存在し, 他者への感染性の高い病変である.

の期間が長く個人差が大きい, 第 1 期の病変と第
2 期の病変は併存することがある. 潜伏梅毒は感
染初期の「真の潜伏期」以降あらゆるフェーズでみ
られる. 第 2 期と潜伏梅毒はサーキットを形成す
る（症状が現れたり自然に消えたりを繰り返す）こ
とがある[1], 病期によって現れる病変が異なる,
など他の感染症にはみられない複雑な経過をと
る. 梅毒による口腔粘膜病変は, 主に第 1 期と第
2 期にみられる. 第 3 期のゴム腫が口蓋に生じ口
蓋穿孔の原因となる[2]が, 現在の我が国でみるこ
とは稀である.

1. 口腔粘膜病変

第 1 期に生じる初期硬結（図 1）[3]と硬性下疳（図
2）[4]は性的接触などにより Tp が最初に侵入した
部位に生じる病変で, 性器に生じる場合が最も多
いが, 次いで口腔咽頭, 特に口唇, 舌, 口蓋扁桃
に好発する. 初期硬結は, 小豆大〜指頭大の暗赤
色の腫瘤で, 初期硬結が数日後に自壊し潰瘍化し
たものは硬性下疳と称される. どちらも軟骨のよ
うにコリコリと硬く, ほとんどの症例が痛みを訴
えない. 同側の頸部リンパ節腫脹も伴うが, これ
も軟骨様に硬く痛みを伴わない. 初期硬結, 硬性
下疳, 所属リンパ節腫脹, いずれも硬く無痛性の
病変であるため, 悪性腫瘍と見誤られやすい.

第 2 期は多彩な皮膚・粘膜病変が現れるが,
この時期には粘膜に粘膜斑や口角炎が生じる場合が
ある. このうち粘膜斑は粘膜疹や乳白斑とも呼ば
れ, 最初は紅斑として現れ, 徐々に白く変化しな
がら拡大・融合して粘膜斑になる. 辺縁が赤く,
青みがかった白または灰色の若干扁平に隆起した
粘膜病変（図 3）[3]で, 口蓋扁桃・口蓋弓・口蓋垂・
軟口蓋の口峡部, 口腔粘膜, 歯肉, 舌側裏面に好
発する. 口峡部, 軟口蓋の後縁に沿って弧状に粘
膜斑が拡大融合し, 口蓋垂を中心に蝶が羽を広げ
たような形を呈する. これは "butterfly appear-
ance"（図 4）[5]と称され, 咽頭梅毒の最も特徴的な
所見である.

梅毒性口角炎（図 5）[6]は, 口角周囲に白色調のび
らんとして現れる. 同様に口角が白くなるカンジ
ダ性口角炎とは, 鏡検や真菌培養で鑑別できる.
抗菌薬投与前の粘膜斑や口角炎は, 硬性下疳と同
様に粘膜病変に多数の Tp が存在し, 他者への感
染力の強い病変である.

当科では, 口腔咽頭病変から梅毒の診断に至っ
た症例を 1982〜2020 年現在まで 32 例経験してい
る. その内訳は, 男性 18 人, 女性 14 人, 年齢分
布は 16〜75 歳, 中央値 33 歳で, 受診時の主訴は
咽頭痛 19 例（59.4%）で最も多く, 次いで, のどの

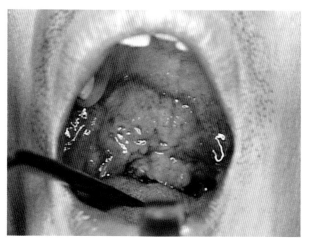

図 3. 43歳, 男性. 咽頭の粘膜斑(文献3より転載)
青みがかった白, または灰色の若干扁平に隆起した病
変で, 辺縁は赤く, 無痛性の場合もあるが, 違和感や咽
頭痛を訴える場合が多い. 表面に多数の Tp が存在し,
他者への感染力の強い病変である.

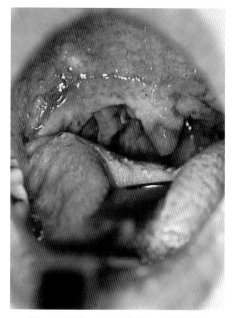

図 4. 27歳, 女性(文献5より転載)
粘膜斑が口蓋扁桃から口峡部に沿って口蓋
弓・軟口蓋・口蓋へと拡大し, 口峡部に沿って
弧状に蝶が羽を広げたような形を呈している.
この形態を "butterfly appearance" と称する.

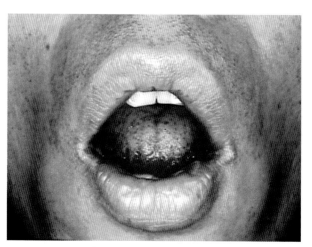

図 5. 34歳, 男性. 梅毒2期の梅毒性口角炎
(文献6より転載)
口角と口角付近の口唇粘膜の白色調のびらん. 擦過に
て剥離されるカンジダ症の白斑とは異なり, 擦過にて
剥離されない. 病変からのスワブの鏡検, 真菌培養, 血
清梅毒抗体検査で鑑別できる.

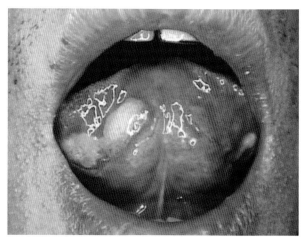

図 6. 43歳, 男性(文献2より転載)
舌裏面にみられる典型的な乳白斑.

違和感7例(21.9%), 口唇・口角のびらん3例
(9.4%), 舌痛・口内痛2例(6.3%), 頸部リンパ
節腫脹1例(3.1%)であった. 初診時の口腔咽頭所
見はbutterfly appearance(図4)が14例(43.8%),
butterfly appearance 以外の咽頭(図3)・舌(図6)

の粘膜斑が12例(37.5%), 口唇の初期硬結・硬性
下疳が3例(9.4%), 口角炎, 咽頭の紅斑, 扁桃の
膿栓がそれぞれ1例(3.1%)ずつであった. 口腔咽
頭病変と同時に皮膚病変を認めたのは5例(乾
癬・脱毛・丘疹・膿疱疹), 性器病変を認めたのは
1例(扁平コンジローマ)のみであった. 男性18人
のうち同性間の性的接触で感染したのが5人で,
うち2人が HIV 陽性であった.

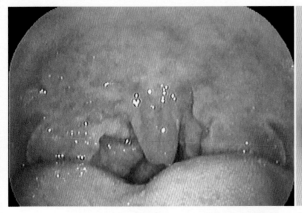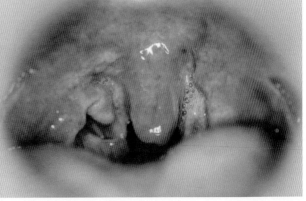

図7. 症例1：28歳, 男性. 咽頭所見 　　　　　　　　　　　　　　　a｜b

a：初診時. 両側の扁桃から口蓋弓, 軟口蓋に白色調で若干隆起した扁平な病変. 病変の辺縁には赤み
　があり, 梅毒第2期にみられる咽頭の粘膜斑の特徴を呈している. また病変の形態も"butterfly
　appearance"に近い. この日は検査のみ行い, 抗菌薬は処方していない（文献7より転載）.
b：初診から9日後. 病変の範囲は退縮して扁平な隆起は消失しているが, 口蓋扁桃とその周囲に白色
　病変が残っている（文献9より転載）.

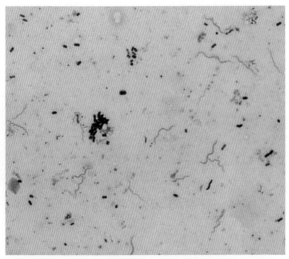

図8. 症例1の咽頭病変から採取したスワブの
　　ライト・ギムザ染色（文献8より転載）
細菌のほか, 梅毒トレポネーマと推察される多
数のラセン菌が観察される.

2. 症例提示

＜症例1＞28歳, 男性

主　訴：2年前から続く咽頭痛

既往歴：川崎病

現病歴・経過：2年前から咽頭痛があり徐々に
悪化. 1年前の夏に扁桃炎の診断で治療を受けた
が, その後も咽頭痛が続き3か月前から咽頭痛が
悪化, 食事はとれるがときどき体がだるく, 2週
間前から下痢も生じ, 201X年Y月Z日に当科医

師が外勤する千葉県の耳鼻咽喉科を受診, 咽頭所
見から特殊感染症を疑い, Y月Z+2日, 当科へ
精査目的に紹介.

初診時咽頭所見：両扁桃から口蓋弓にかけての
口峡部と, 咽頭後壁にかけて若干扁平に隆起した
白色病変を, 上咽頭と舌扁桃には境界不明瞭な粘
膜上皮の白色変化を認めた（図7-a）[7].

初診時検査所見：粘膜病変から咽頭梅毒を疑
い, 白色病変からスワブを採取し鏡検と培養へ提
出, 血清梅毒抗体検査, HIV抗体検査, 咽頭の淋
菌・クラミジア検査を実施した. スワブのライ
ト・ギムザ染色でTpと思われる多数のラセン菌
が観察され（図8）[8], 血清梅毒抗体検査は陽性, 定
量（用手倍希釈法）でRPR 64倍, TPHA 20,460倍,
HIVおよび淋菌・クラミジアは陰性であった, 病
変部からのスワブの鏡検の結果, 血清梅毒抗体検
査の定量値, 臨床所見から梅毒第2期と診断した.
Y月Z+9日に検査結果を説明, 咽頭の白色病変
に消退傾向がみられた（図7-b）[9]. 不特定多数の男
性との性的接触がある男性であった.

＜症例2＞20歳, 女性

主　訴：咽頭痛, 発熱, 皮疹, 目の充血

職業歴：201X年6〜12月キャバクラ従業

現病歴・経過：201X+1年11月から微熱, 咽頭
痛のためA内科受診. その数日後から皮疹を生

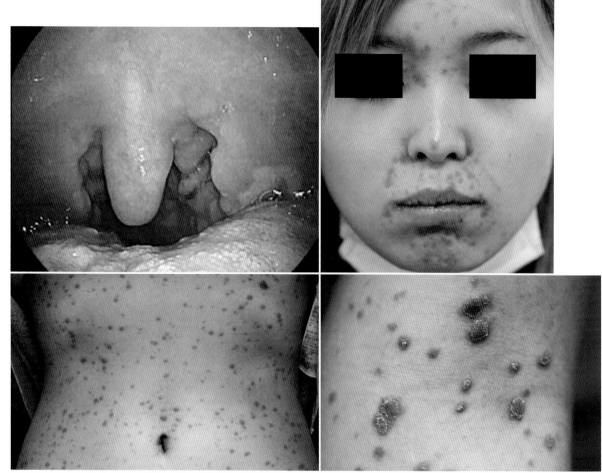

<table>
<tr><td>a</td><td>b</td></tr>
<tr><td>c</td><td>d</td></tr>
</table>

図 9. 症例 2：20 歳,女性.咽頭の粘膜斑と丘疹性梅毒疹が同時にみられた症例(文献 10 より転載)
1 か月前から咽頭痛と微熱があり,その数日後から皮疹が出現.内科で咽頭炎,次いで耳鼻咽喉科で扁桃炎と
診断され,それぞれ抗菌薬を処方されたが軽快せず,当科へ紹介となった.当科初診時,咽頭の粘膜斑(a)と
ともに顔面(b)と全身(c, d)に丘疹性梅毒疹を認めた.血清梅毒反応検査で第 2 期と診断された.
　　　　　　　　　a：咽頭の粘膜斑とびらん　　　b：顔面の丘疹性梅毒疹
　　　　　　　　　c：体幹の丘疹性梅毒疹　　　　d：上腕肘部内側の丘疹性梅毒疹

じ,A 内科を再受診したが微熱,咽頭痛は改善せ
ず.12 月 W 日に B 耳鼻科受診,扁桃炎の診断で
トスキサシン®・ロキソニン®を処方されたが,翌
日には皮疹が全身に拡大.扁桃炎のほか,口蓋の
びらんと結膜炎も生じ,W+5 日に B 耳鼻科にて
薬疹を疑われメイアクト®・ボルタレン®に変更さ
れたが,症状は改善せず 39℃の発熱も生じ,W+
6 日に C 内科受診.インフル迅速陰性,WBC
10,300/µL(Neu 80.4%,Lym 9.4%),CRP 11.12
mg/dL(他は血算・生化学検査で異常なし)で,皮
疹精査加療目的で W+8 日に紹介された当院皮膚

科で病巣感染による皮疹または薬疹と診断され,
扁桃炎への入院加療目的に当科へ依頼となった.

　初診時検査所見：両側口蓋扁桃・口蓋弓・咽頭
後壁の白色調の病変と皮疹(図 9)[10]から梅毒を疑
い,咽頭の白色病変からスワブを採取し鏡検と培
養へ提出,血清梅毒抗体検査,HIV 抗体検査を実
施した.スワブの鏡検ではラセン菌は観察されな
かったが,血清梅毒抗体検査は陽性定量(自動化
法)で RPR 111.0 RU,TPHA 368.0 COI,HIV お
よび淋菌・クラミジアは陰性であった.血清梅毒
抗体検査の定量値から梅毒第 2 期の粘膜斑と診断

した．その後，皮疹は皮膚科にて梅毒性丘疹と診断された．

症例1は当科受診前に抗菌薬が投与されておらず，扁平に隆起した粘膜斑の特徴がみられ，スワブの鏡検でTpが検出されたが，抗菌薬治療が既に投与されていた症例2では，咽頭の白色病変は扁平に隆起する粘膜斑の特徴やbutterfly appearanceの形態の所見もはっきりせず，直接法でTpも検出されなかった．症例2は梅毒の診断に際して，最近の抗菌薬治療の有無も考慮して口腔咽頭病変を評価する必要があることを示している．症例1は当科診断時のTPHA定量値が極めて高かったことから，2年前から咽頭痛が咽頭梅毒によるものでありながら診断に至らず経過していた可能性が示唆された．

初期硬結，硬性下疳，図3，4，6，7-aのような典型的な粘膜斑は，いずれも他の疾患にはみられない特徴を有する病変であるため，経験のある医師であれば視診から梅毒を疑うことは難しくない．しかし，Tpはセフェム系，キノロン系などほとんどの経口抗菌薬に感受性があり，初療時に梅毒と気づかずに安易に抗菌薬を投与してしまうと症例2のように梅毒病変の特徴がわかりにくくなったり，消失したりする．また，前述のように第2期と潜伏梅毒はサーキットを形成するため，抗菌薬未投与であっても診察のタイミングによっては症例1のように病変が消退してしまう場合もある．どちらも，潜伏梅毒となって梅毒の診断の機会を逃す可能性があるので注意すべきである．

典型的な粘膜斑でなくても，一見扁桃炎様の白色病変が扁桃に限局せず，症例2のように口蓋弓粘膜など扁桃周囲にも認める場合は，扁平苔癬，カンジダ症，ワンサンアンギーナ，尋常性天疱瘡とともに，梅毒を鑑別診断に挙げるべきである．

3. 診 断

診断は，病変部からTpを検出する直接法と血清梅毒抗体検査による．未治療の口腔咽頭の硬性下疳の潰瘍面や粘膜斑の表面にはTpが多数存在するため，スワブを採取しパーカーインク染色，ギムザ染色，ライトギムザ染色，暗視野偏光顕微鏡法にて長さ6〜20μmのらせん状の菌体を確認できる．しかし，口腔咽頭からのスワブでは，歯周病の原因ともなる口腔常在性のトレポネーマ（Treponema microdentiumやTreponema macrodentium）との鑑別が必要で，血清梅毒抗体検査と合わせて診断する必要がある．日本性感染症学会梅毒委員会では，直接法として感度も特異度も高いPCRを推奨している[1]が，まだ保険未収載で，国立感染症研究所や地方衛生研究所など実施できる施設が限られるため，臨床現場での実践はまだ難しい状況である．そして，検査前に抗菌薬が投与されると病変部のトレポネーマが消失するため，直接法は抗菌薬投与前でないと診断的価値が失われる．

一方，血清梅毒抗体検査は，抗菌薬投与後や潜伏梅毒の診断，病勢判定にも有用で，実地臨床において梅毒診断の主軸といえる．血清梅毒抗体検査には，リン脂質のカルジオリピンを抗原とする非トレポネーマ脂質抗体検査とTp抗体検査があり，それぞれ感染から1〜2か月後に陽転する．

非トレポネーマ脂質抗体検査にはRPR（rapid plasma reagin）法，Tp抗体検査には菌体成分を抗原とする血球凝集反応（Treponema pallidum hemagglutinin test；TPHA），ラテックス凝集法（Treponema pallidum latex agglutination；TPLA），菌体そのままを抗原とする蛍光抗体法（fluorescent treponemal antibody absorption test；FTA-ABS）がある．まずRPRとTPHAまたはTPLAの定性検査を行い，表1[11]に従って判定し，双方が陽性の場合，RPRおよびTPHAの定量検査で診断を確定する．定量検査には，従来からある用手倍希釈法（RPR，TPHA，FTA-ABS）と，近年導入が進んでいる高感度の自動定量測定（自動化法）（RPR，TPLA）がある．自動化法の数値は従来の用手法による定量検査の数値とほぼ相関するように設定されているので，表2[12]の用手法の結果の解釈を参考に判定する．第1〜2期の急

表 1. 血清梅毒抗体検査 定性検査の結果の解釈（文献 11 より一部改変）

RPR	Tp抗体※	対策とその結果	結果の解釈
−	−	再検#しても RPR，TP 抗体ともに陰性 再検#しても RPR，TP 抗体ともに陰性 再検#すると後に RPR 陽転，続いて TP 抗体・FTA-ABS も陽転	非梅毒 ◆ごく初期での梅毒治療後 ◆梅毒に感染した直後
+	−	再検#しても TP 抗体・FTA-ABS ともに陰性 再検#すると後に TP 抗体・FTA-ABS ともに陽転	◆生物学的偽陽性（BFP）* ◆梅毒感染初期
−	+	再検#しても RPR 陰性，TP 抗体・FTA-ABS ともに陽性 FTA-ABS は陰性 血液を希釈して再検すると RPR 陽性（重症の梅毒，HIV 感染合併例など）	梅毒治療後，または◆非常に古い梅毒 ◆非特異反応 ◆地帯現象$
+	+	確定診断のため RPR・TP 抗体を定量，FTA-ABS も陽性 定量検査で RPR，TP 抗体・FTA-ABS ともに数値が低い FTA-ABS は陰性	梅毒 梅毒治癒後の抗体保有者 ◆ BFP と非特異反応

※：TPHA または TPLA

#：再検査は 2〜4 週間後に行う.

*：生物学的偽陽性（BFP）. 梅毒非感染者だが感染症，膠原病，妊娠，担癌状態，老齢，静注薬物乱用者などで RPR が陽性を示す場合がある.

$：地帯現象. 自動化法の試薬には測定可能な範囲があり，測定範囲を超える抗体過剰な検体では RPR が偽陰性を示す現象. 適切に希釈して判定する必要がある.

◆を付したものはごく稀である.

表 2. 血清梅毒抗体検査 定量検査（用手法）の結果の解釈（文献 12 より一部改変）

検査法		抗体価（血清希釈倍数）									
RPR	RPR 法*	1	2	4	8	16	32	64	128	256	512
Tp抗原	TP 抗体		80		320		1,280	5,120		20,480		81,920
	FTA-ABS		20			定性法のみ						
抗体価の読み方					低い←	中等度		→高い				

感染初期，倍数希釈法では RPR が TP 抗体に先行して陽性となるが，自動化法では RPR より TP 抗体が先行して陽性となる場合も報告されている.

*：自動化法の試薬は「メディエース®RPR」，「ランリーム®STS」，「LASAY®オート RPR」，「イムノティクルス®オート3 RPR」など，複数が国内で承認販売されており，単位はそれぞれ RU，U，SU/mL と異なる.

性期では抗体価定量値の有意な上昇をみるが，治療を要さない陳旧例では定量値が変動しない. 再感染のときは数日のうちに急激な定量値の上昇がみられる. 症状や所見から梅毒が疑われ，RPR の定量値が用手法で 16 倍以上，自動化法で 16.0 以上の場合は梅毒と診断し，7 日以内に最寄りの保健所へ届け出なければならない.

4．治療の注意点

治療も口腔咽頭以外の梅毒と変わらず，ペニシリンが第一選択薬となる. 合成経口薬のアモキシシリンと，天然製剤のベンジルペニシリンベンザチン，どちらを使うか専門家により意見が分かれるが，日本性感染症学会梅毒委員会ではアモキシシリンの 4 週間投与を推奨している[1]. 当科では

ベンジルペニシリンベンザチンを，第 1 期で 2〜4 週間，2 期で 4〜8 週間，感染から 1 年以上経過している例や，感染時期が不明な場合には 8〜12 週間投与している. ペニシリンアレルギーにはテトラサイクリンまたはマクロライド系抗菌薬を代用する.

抗菌薬投与前の硬性下疳や粘膜斑は，他人の粘膜や皮膚の傷に接触すると梅毒を感染させる確率が高いため，治療終了まではキスやオーラルを含む性交渉を避けるよう指導する.

服薬開始当日，第 1 期で 50％，2 期では 75％の症例に，寒戦慄・発熱・筋肉痛・頭痛などの症状が現れ，24 時間以内に消失する. これをヤーリッシュ・ヘルクスハイマー（Jarisch-Herxheimer）反

表 3. HIV に関連してみられる口腔病変の分類（文献 13 より一部改変）

1. HIV 感染症と関連性が高い口腔病変	
口腔内カンジダ症	（偽膜性，紅斑性）
口腔毛様白板症	
口腔カポジ肉腫	
非ホジキンリンパ腫	
HIV 関連歯周疾患	帯状歯肉紅斑，壊死性潰瘍性歯肉炎，壊死性潰瘍性歯周炎

2. HIV 感染症にときに関連してみられる口腔病変	
細菌感染症	非定型抗酸菌症，結核
メラニン色素の過度の沈着	
壊死性（潰瘍性）口内炎	
唾液腺疾患	唾液腺分泌低下による口腔乾燥症
	大唾液腺の片側性または両側性腫脹
ウイルス感染症	HSV，HPV（疣贅性病変，尖圭コンジローマ），帯状疱疹，水痘
特定不能な潰瘍	
血小板減少性紫斑病	

3. HIV 感染症にみられることがある口腔病変	
再発性アフタ性口内炎	
神経障害	顔面神経麻痺，三叉神経痛
細菌感染症	顎放線菌症，大腸菌，肺炎桿菌
猫ひっかき病	
薬物反応	潰瘍症，多形紅斑，苔癬様中毒性表皮剝離
ウイルス感染症	サイトメガロウイルス，伝染性軟属腫
カンジダ以外の真菌症	クリプトコッカス症，ジオトリクム症，ヒストプラズマ症，ムコール症，アスペルギルス症

応といい，Tp が多量に死滅し菌体のリポ多糖類が放出されて生じるエンドトキシン反応と考えられている．当科では，治療開始時は患者が自己判断で薬を中断しないようこの現象のことを説明し，ペニシリンアレルギーの有無の確認も兼ねて 1 週間後に再診している．服薬状況や症状を確認して，問題がなければ処方を継続する．

投薬終了後，RPR が 2 倍希釈法で治療前の 1/4，自動化法で 1/2 以下に低下するまで，抗体検査を 3 か月ごとに 1，2 年間追跡する．途中で抗体価の上昇があった場合は，治癒に至っていない，ないしは再感染とみなし，ペニシリンを再投与する．

HIV

HIV 感染症は，HIV が免疫担当細胞（主として CD4 陽性リンパ球）に感染し，免疫系が破壊されながら徐々に進行する疾患である．無治療例では，感染初期（急性期），無症候期，AIDS 発症期の経過をたどる．

1．口腔粘膜病変

HIV に感染すると，血中の HIV ウイルス量は急激に増加し，感染から 2〜4 週後の感染初期に，発熱，咽頭痛，筋肉痛，リンパ節腫脹，発疹，頭痛といったインフルエンザや伝染性単核症のような症状や口腔潰瘍を認める場合がある．この感染初期の症状は，無症候性から無菌性髄膜炎まで重症度の個人差も大きく，症状も非特異的で他の感染症と判別しがたい．この時点で HIV 感染と診断される例は少なく，感染初期の口腔粘膜病変の詳細は明らかではない．

無症候期以降は，HIV 感染者の初発症状の 40％が口腔粘膜に生じ，HIV 感染の診断の契機となる病変として重要視されている（表 3）[13]．最も多いのがカンジダ症（図 10）[2)14)]で，ほか，再発性アフタ性口内炎，非特異的口腔潰瘍，苔癬，カポジ肉腫，非ホジキンリンパ腫，扁平上皮癌など多岐にわたり，非特異的潰瘍など原因不明のものも含まれる．なかでも，カンジダ症，毛様白板症（図 11）[2)]，HIV 関連歯周囲炎（図 12）[15)]，カポジ肉腫は HIV 感染に特異的な病変とされている．日本国籍 HIV 感染者の 80％以上を占める 20〜50 歳代の男性の口腔にカンジダや難治性の口内炎，重症の歯

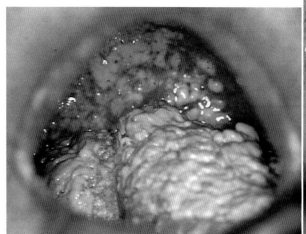

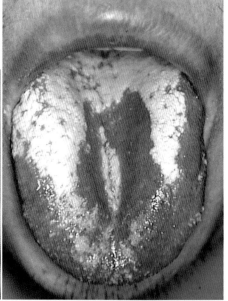

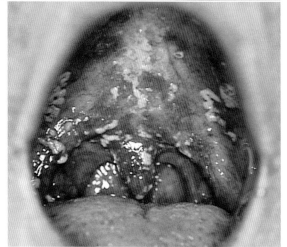

a|b
——
 |c

図 10.
AIDS 患者の口腔・咽頭カンジダ症
AIDS 患者のカンジダ病変の程度は，それぞれの症例の経過
の長さや免疫能の状態によって異なる．

　　a：28 歳，男性．口腔咽頭に結節状に肥厚した白苔の付着
　　　を認める．病変は下咽頭，喉頭まで及び，上部消化管内
　　　視鏡にて食道にもカンジダ性の偽膜が認められた（文献
　　　14 より転載）．
　　b：28 歳，男性．カンジダによる白苔と舌尖部の乳頭の発
　　　赤を認める（文献 2 より転載）．
　　c：32 歳，男性．粘膜のびらん・発赤と，結節状の偽膜の
　　　付着を認める（文献 2 より転載）．

周囲炎を認める場合は，HIV 感染を鑑別に挙げる
べきである．

2．診　断

　HIV の感染の有無は，スクリーニング検査と確
認検査によって診断される．まず ELISA 法また
は PA 法による HIV 抗体検査で偽陽性を含めて感
染の可能性のある被験者を広くスクリーニング
し，確認検査の Western blot 法，蛍光抗体法
（IFA），または HIV-RNA 定量検査（RT-PCR 法）
にて診断を確定する．この 2 段階の検査の組み合
わせにより，HIV 曝露後 3 か月以上経た場合の感
度は 99.5％，特異度は 99.99％とされる[16]．スク
リーニング検査は特異度よりも感度を優先してい
るため 0.03〜0.3％程度の偽陽性が含まれる．ス

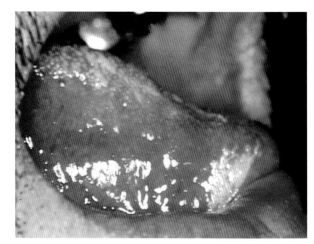

図 11. 44 歳，男性．AIDS 患者にみられた口腔毛様白
　　　　板症（文献 2 より転載）
舌前方側縁に縦走する上下に刷毛ではいたような毛状，
または皺状の白色病変で，舌縁部に好発する．擦過して
も剝離されない．カンジダ症との鑑別を要する．生検組
織の病理検査で診断を確定する．無症状の場合が多い
が，灼熱感，不快感を生じることもある．

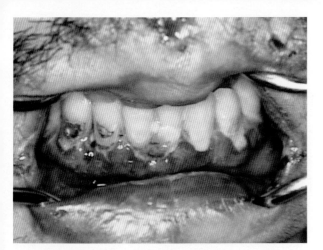

図 12. 29歳，男性．AIDS 患者にみられた HIV 関連歯
周囲炎（文献 15 より転載）

舌前方側縁に縦走する上下に刷毛ではいたような毛状，
または皺状の白色病変で，舌縁部に好発する．擦過して
も剥離されない．カンジダ症との鑑別を要する．生検組
織の病理検査で診断を確定する．無症状の場合が多い
が，灼熱感，不快感を生じることもある．

クリーニング検査の結果が陽性でも確認検査の結
果が判明するまでは，被験者の心境を考えた慎重
な対応が求められる．

また，抗体検査が陽性となるには平均22日で，
感染から2か月ほどは血清HIV抗体が検査で検出
できないウインドウ期にあたるため，感染リスク
のあった日から3か月待って検査することが推奨
される．臨床経過からウインドウ期を否定できな
い場合は，ELISA 法または CLIA 法で抗原抗体同
時測定の検査を追加する．

HIV 検査の実施には事前に患者から同意を得
る必要があるが，診療録に記載すれば口頭のみの
説明で可とされる．当初，HIV 検査の保険適用
は，① AIDS 指標疾患との鑑別が難しい疾病が認
められる場合，② HIV 感染に関連しやすい性感
染症が認められる場合，③ 非加熱凝固因子製剤の
投与歴が明らかな場合，または1978〜1988年の間
に入院歴があり非加熱凝固因子製剤投与の可能性
が否定できない場合，であった．しかし近年，HIV
感染症においてより早期からの治療開始が重要と
されるようになり，2012年の診療報酬改定でHIV
検査の保険適用が拡大され，② に「（性感染症の）
既往がある場合もしくは疑われる場合」が加わっ

表 4. HIV 感染と疑うために有用な徴候・
検査所見（文献 17 より一部改変）

臨床所見・徴候	
口腔内カンジダ症	全身の湿疹
嚥下障害	体重減少
持続性の発熱	爪の真菌感染症
頸部・腋窩のリンパ節腫脹	視力低下
長期にわたる咳	慢性の下痢
呼吸困難	人格変化・異常行動
反復する肺炎・気管支炎	記銘力低下
出血傾向	四肢のしびれ　など
検査所見	
貧血	白血球減少
血小板減少	血沈亢進
リンパ球減少	CRP 陽性

た．耳鼻咽喉科においても，梅毒，クラミジア感
染症，淋菌感染症（疑いも含む）の症例や，A，B，
C 型肝炎，赤痢アメーバなどの STI の既往や合併
がある場合は，HIV 検査を追加しなければならな
い．

3．診断に際しての注意

すべての性感染症に当てはまることであるが，
性感染症患者は A，B，C 型肝炎や他の性感染症
の既往がある，ないしは併発している場合が少な
くない．特にHIV 感染者は他の性感染症患者に比
して梅毒と結核の合併率や既往率が高く，また
HIV 感染者の9割以上を男性同性愛者が占めるた
め痔核やアメーバ赤痢の既往率も高い．

さらに HIV 感染症は徐々に免疫系が破壊され
ながら慢性的に進行する経過のなかで，多彩な症
状や所見が生じる（表4）[17]．無症候期・AIDS 発症
期の口腔・咽頭病変のほか，原因不明の長期にわ
たる発熱，原因不明のリンパ節腫大，血球減少（3
系統いずれの減少もきたしうる），繰り返すヘル
ペス感染症，帯状疱疹など，臨床実地的に説明の
つかない症状や所見がみられた場合は，HIV 感染
症を鑑別診断に加える必要がある．

**単純ヘルペスウイルス
（herpes simplex virus；HSV）感染症**

HSV には1型と2型が存在し，1型は主に口
唇・顔面・眼に病変を生じ，2型は主に性器に病
変を生じるとされるが，1型によって性器ヘルペ

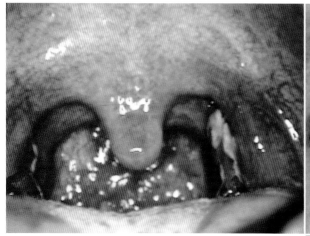

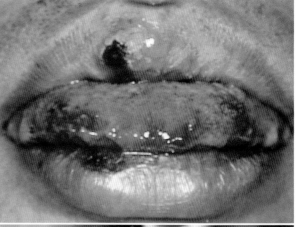

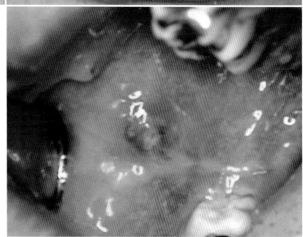

a	b
	c

図 13.

25 歳，男性．単純ヘルペスウイルス 1 型初感染による急性扁桃炎症例

　a：扁桃炎．白苔を伴う口蓋扁桃の発赤腫瘍（文献 19より転載）．

　b：ヘルペス性口内炎の併発がみられる（文献 19より転載）．

　c：頰粘膜のびらん（文献 20 より転載）．

スが，2 型によって口唇ヘルペスが生じる場合もある．1 型・2 型に共通して，初感染の 90％以上は不顕性感染のまま潜伏感染に移行し，残りの約 10％は初感染時に歯肉口内炎，咽頭・扁桃炎，性器ヘルペスを発症する．

1．口腔粘膜病変

　歯肉口内炎と HSV 性咽頭炎・扁桃炎は，幼少時では親族が口にした食物などから，思春期以降ではキスによって，未感染者の口腔咽頭が HSVに曝露されることにより初感染した人の一部が発症する．

　歯肉口内炎は乳幼児期の HSV 初感染病変として最も多い[18]．歯肉，口唇内面，舌，頰粘膜など口腔領域の前方に発赤腫脹と小水疱，アフタが偏在してみられる．粘膜の小水疱が破れて，アフタとなる．口唇の皮膚側の小水疱は痂皮化する．

　HSV 性咽頭・扁桃炎は，当科での経験では，

10〜30 歳代の症例が多く，HSV-1，2 どちらも原因となる．著明な咽頭痛，嚥下痛のため摂食障害をきたしやすく，38〜40℃の弛張熱と上頸部リンパ節腫脹がみられる．口蓋扁桃・舌扁桃・咽頭後壁のリンパ濾胞に白苔を伴う発赤腫脹と，口腔・咽喉頭にアフタが多発し，歯肉口内炎を併発する場合が多い（図 13）[19)20]．

　口唇ヘルペスと異なり，HSV 性咽頭・扁桃炎も歯肉口内炎も再発することはない．口腔・咽喉頭にアフタが多発するエピソードが繰り返される場合は，ベーチェット病やクローン病[21]との鑑別を要する．

2．診　断

　診断のための HSV の血清抗体検査には，補体結合反応（CF 法），中和反応（NT 法），酵素免疫測定法（EIA 法，ELISA 法）がある．ELISA 法による glycoprotein G は唯一 1 型，2 型の区別ができ

る抗体検査であるが，まだ研究室レベルでの検査となっている．HSV 性咽頭炎・扁桃炎は HSV の初感染時に発症するため，診断は酵素免疫測定法で HSV-IgM 抗体陽性であるか，またはペア血清で回復期 HSV-IgG 抗体の 4 倍以上の上昇があれば確定できる．

HSV 初感染の治療で特に症状や病変が著しい症例には，潜伏感染するウイルス量を減らし，その後の再発回数を抑制するために十分量の抗ヘルペスウイルス薬治療を早期から開始することが望まれる．しかし，血清 HSV 抗体による診断は最短でも 1 週間ほど要するので，早期の治療選択には間に合わないため，HSV による病変であったことを後から数値で確認する方法と位置づけられる．さらに，CF 法は HSV と水痘・帯状疱疹ウイルスとの間で，NT 法は HSV 1 型と 2 型との間で交差反応を示すこと，生涯感染が続く HSV による病変には，① 初感染時に生じる'初感染初発'病変，② 潜伏感染成立後に最初に現れる'非初感染初発'病変，③ '再発(再帰感染，再活性化)'病変があるため，抗体検査による診断は必ずしも容易ではない．

病変部から採取した検体のウイルス分離，PCR，蛍光抗体法，イムノクロマト法，LAMP 法のいずれかによって，ウイルスを直接証明すれば早期に診断が確定されるが，いずれもヘルペス性咽頭扁桃炎への保険適用がなく，また実施可能な施設も限られる．従来，水痘，帯状疱疹ではウイルス学的な検査をしなくとも臨床所見・経過のみで診断可能とされるが，HSV による歯肉口内炎と咽頭炎・扁桃炎も同様に年齢，口腔咽頭病変，症状などから，臨床所見のみで診断可能な場合が少なくない．

3．治療の注意点

高齢者や腎機能障害のある人では，抗ヘルペスウイルス薬の使用に際して注意が必要である．一方，HSV による歯肉口内炎と咽頭炎・扁桃炎患者の多くを占める基礎疾患のない小児や若年層で重篤な副作用が生じることはほとんどない．よっ

て，筆者は HSV 感染症が強く疑われ腎機能に問題がなければ，迷わず抗ヘルペスウイルス薬による治療を直ちに開始すべきと考えている．HSV 感染症であれば，投与開始 3 日目ごろから急速に病状の軽快がみられる．腎機能障害合併例においては，添付文書に従いクレアチニンクリアランス値（CCr）で投与量を決定する．

おわりに

梅毒は，2014 年以降患者数が急激に増加している．厚生労働省・国立感染症研究所感染情報センターの感染症発生動向調査報告によると，本邦における 2010 年の年間の梅毒報告数は 621 人であったが，2018 年は 7,007 人，2019 年は 6,775 人であった．本稿執筆時 2020 年 10 月 18 日現在の累積報告数は 4,534 人で，2019 年の同時期の累積報告数 5,351 人に比して減少傾向はみられるものの，この新型コロナウイルス感染症渦のなかでインフルエンザなど他の感染症の多くが著明に減少しているのに比して，梅毒報告数の減少は少ない．性器クラミジア，性器ヘルペス，淋菌感染症，尖圭コンジローマについても，15〜29 歳の若年者での動向はここ数年男女ともに横ばいで，減少していないことが指摘されている[22]．人の移動・接触制限や，飛沫・接触感染予防などの新型コロナ対策も，性行動を制御することはできない．性感染症に対してはコロナ渦のなかにあっても油断なく対応していかなければならないことが示唆される．

文 献

1）日本性感染症学会：梅毒診療ガイド，2018（http://jssti.umin.jp/pdf/syphilis-medical_guide.pdf）．
2）荒牧 元（著）：性感染症．口腔咽頭粘膜疾患アトラス，医学書院，pp. 46-65，2001．
3）田中伸明，荒牧 元，余田敬子ほか：当科における顕症梅毒 23 例の口腔咽頭所見．日性感染症会誌，**12**(1)：181-185，2001．
4）宮野良隆：口腔咽頭粘膜における STD の診断．口腔咽頭科，**6**(2)：61-70，1994．

5) 荒牧　元，宮野良隆：鼻・口腔・咽頭梅毒. *JOHNS*, **9**：929-934，1993.

6) 荒牧　元：当科における口腔咽頭梅毒症例の検討. 日耳鼻感染症研会誌，**17**(1)：154-157，1999.

7) 余田敬子：咽喉頭炎. 今日の臨床サポート第2版（森山　寛監），エルゼビア・ジャパン株式会社，2016.

8) 余田敬子：【みみ・はな・のど診断　これだけは行ってほしい決め手の検査】その粘膜病変, STIは否定できるか―確定診断と拡散防止―. *MB ENT*, **223**：115-126，2018.

9) 余田敬子：【カラーアトラス 口腔・咽頭粘膜疾患―目で見て覚える鑑別ポイント】性感染症による口腔・咽頭粘膜病変. 耳鼻・頭頸外科，**92**：122-127，2020.

10) 余田敬子：口腔・咽頭に関連する性感染症. 日耳鼻，**118**：841-853，2015.

11) 余田敬子：口腔咽頭領域の粘膜病変（性感染症を中心に）. 日耳鼻，**121**：984-988，2018.

12) 大里和久：梅毒. 性感染症/HIV感染（性の健康医学財団編），メジカルビュー社，pp. 158-161，2001.

13) 川上善昭：HIVと歯科治療. *Dent Diamo*, **3**：60-64，2006.

14) 宮野良隆，上田範子，余田敬子ほか：典型的カンジダ症を呈したAIDS症例. 日耳鼻感染症会誌，**11**(1)：77-81，1993.

15) 余田敬子：性感染症 診断・治療 ガイドライン2011 口腔咽頭と性感染症. 日性感染症会誌，**22**(Suppl 2〜3)，36-39，2011.

16) 立川巨夫：HIV抗体検査と告知について. プライマリ・ケア医が出会うHIV/AIDS―HIV感染症を早期に診断するには―（岡　慎一監），鳥居薬品，pp. 10-18，2010.

17) 東京都衛生局医療福祉部エイズ対策室（編）：AIDS診断の進め方. 改訂HIV/AIDS診断マニュアル，東京都衛生局，pp. 3-10，1996.

18) 西山茂夫（著）：感染症. 口腔粘膜疾患アトラス，文光堂，pp. 17-48，1982.

19) 余田敬子，荒牧　元：咽頭疾患 ウイルス感染症. 21世紀耳鼻咽喉科領域の臨床 13. 口腔・咽頭（野村恭也総編），中山書店，pp. 232-240，2001.

20) 余田敬子：【耳鼻咽喉科ウイルス感染症】口腔咽頭疾患でのウイルス感染. *MB ENT*, **99**：31-39，2009.

21) 余田敬子：【こんなときどうする？】口腔咽喉頭科学・気管食道科学領域 咽頭に多発性のアフタがあり，咽頭痛を訴える. *JOHNS*, **30**：1261-1263，2014.

22) 国立感染症研究所 感染症疫学センター：感染症発生動向調査. 感染症週報2020年第42週（https://www.niid.go.jp/niid/images/idsc/idwr/IDWR2020/idwr2020-42.pdf）

図解 こどもの あざとできもの

好評

診断力を身につける

編集　順天堂大学浦安病院形成外科　林　礼人
　　　赤坂虎の門クリニック皮膚科　大原國章

2020年8月発行　B5判　138頁　定価6,160（本体5,600円＋税）

臨床写真から
検索できる
アトラス疾患別
目次付き!!

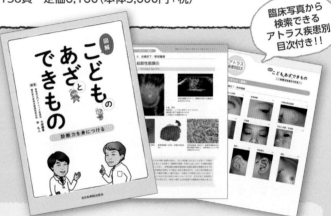

"こども" の診療に携わる
すべての方に送る!

皮膚腫瘍外科をリードしてきた編者が
経験してきた 64 疾患 520 枚臨床写真と
できもの（腫瘍）とあざ（母斑）の知識を
ぎゅっと凝縮しました!!

CONTENTS

弊社紹介
ページはこちら

全日本病院出版会　〒113-0033 東京都文京区本郷 3-16-4　Tel：03-5689-5989
www.zenniti.com　Fax：03-5689-8030

MB Derma, **304**：53-58，2021.

◆特集／口腔粘膜疾患のすべて

口腔カンジダ症

中川洋一*

Key words：口腔カンジダ症(oral candidiasis)，紅斑性カンジダ症(erythematous candidiasis)，唾液分泌減退(hyposalivation)，義歯性口内炎(denture stomatitis)，顕微鏡検査(microscopy)，*Candida albicans*

Abstract 口腔カンジダ症は，偽膜性，紅斑性(萎縮性)，肥厚性の主な3病型があり，その他にカンジダ関連病変として義歯性口内炎，口角炎，正中菱形舌炎がある．そのうち紅斑性カンジダ症は，舌乳頭萎縮が1つの特徴的所見で，口蓋の発赤を伴うことが多い．慢性化する例や再燃を繰り返す例がある一方で，他覚所見に乏しい例では見逃されることが多いため，注意が必要な病型といえる．確定診断は塗抹標本の鏡検で菌糸を検出することでなされる．治療は抗真菌薬による薬物療法が有効であるが，局所のリスクファクターへの対処も重要である．口腔乾燥への対処は，含嗽によって *Candida* コロニー数増加を抑制し，代用唾液，人工唾液，保湿ジェルによって口腔粘膜を保湿し解剖学的バリアを強固にする．義歯が原因となっている場合は，義歯の除菌が必要である．抗真菌薬の義歯への適用が効果的な場合もある．

口腔カンジダ症の真菌症における位置づけ

口腔カンジダ症は表在性真菌症の範疇であり，菌糸が基底層を越えて粘膜上皮下に進展する深部粘膜真菌症は必ずしも多くない．重症例であっても深在性カンジダ症に進展することはなく，病変は粘膜にとどまり，生命予後は良好である．

しかし，痛みなどの症状から食物摂取が困難となり栄養状態が悪化し得ること，再発を繰り返し難治化する例があることなどから，口腔カンジダ症への対処は臨床的に重要である．

口腔カンジダ症への対処の問題点は，しばしば病変が見逃されてしまうことで，その病型の1つに紅斑性カンジダ症がある．また，カンジダ症は日和見感染なので，リスクファクターへの対策も忘れない．

* Yoichi NAKAGAWA，〒230-8501 横浜市鶴見区鶴見 2-1-3 鶴見大学歯学部附属病院口腔機能診療科，准教授

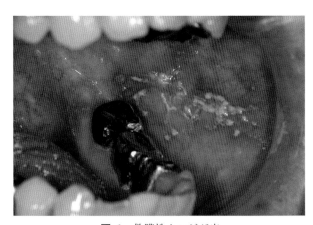

図 1．偽膜性カンジダ症

口腔カンジダ症の臨床像

1．口腔カンジダ症の病型

口腔カンジダ症は，偽膜性(図1)，紅斑性(図2，3)，肥厚性(図4)の主な3病型があり，その他にカンジダ関連病変として義歯性口内炎(図5)，口角炎(図6)，正中菱形舌炎(図7)がある(表1)．

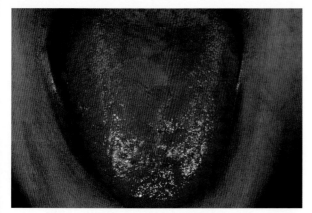

図 2. 紅斑性カンジダ症
舌乳頭萎縮と舌の発赤

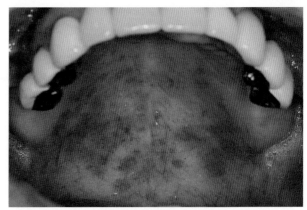

図 3. 紅斑性カンジダ症
図 2 と同一症例の口蓋

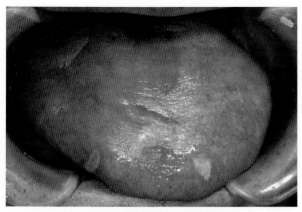

図 4. 肥厚性カンジダ症

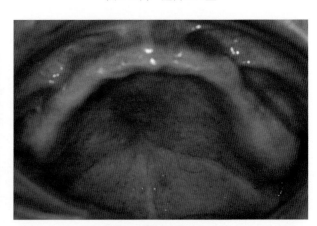

図 5. 義歯性口内炎
上顎の義歯に一致する発赤

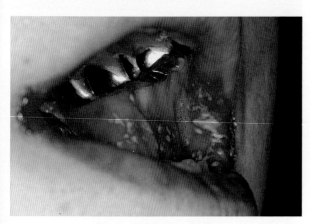

図 6. 偽膜を伴う口角炎

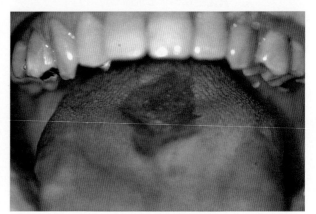

図 7. 正中菱形舌炎

カンジダ関連病変は，*Candida* 以外に細菌の関与や微生物以外の要因など多因子の関与が想定されるため，この用語が用いられる．

　この他に，口唇が腫脹する例(図 8)，口腔周囲の顔面に皮膚カンジダ症を合併する例，口腔扁平苔癬や潰瘍性口内炎などの口腔粘膜病変に *Candida* が感染して病変を難治化させる例(図 9)，他覚所見に乏しく舌痛症を疑わせるカンジダ関連舌痛といわれる例など，*Candida* が関与する病変は多彩である．

表 1. 口腔カンジダ症の分類（classification of oral candidiasis）

急性型（acute forms）
偽膜性（pseudomembranous）
紅斑性（erythematous）
慢性型（chronic forms）
肥厚性（hyperplastic）
紅斑性（erythematous）
偽膜性（pseudomembranous）
カンジダ関連病変（*Candida*-associated lesions）
義歯性口内炎（denture stomatitis）
口角炎（angular cheilitis）
正中菱形舌炎（median rhomboid glossitis）
口腔粘膜病変への *Candida* 感染（keratinized primary lesions superinfected with *Candida*）
白板症（leukoplakia）
口腔扁平苔癬（oral lichen planus）
エリテマトーデス（lupus erythematosus）

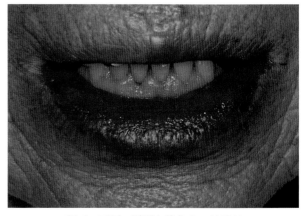

図 8. 下唇の腫脹を伴うカンジダ症

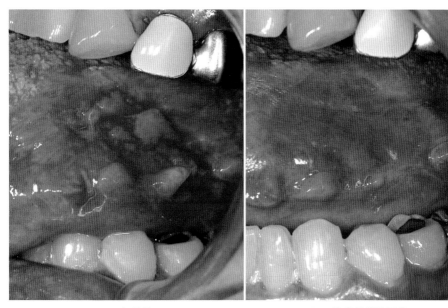

a．初診時　　　　　　　　　　　　b．抗真菌薬使用後

図 9. 口腔扁平苔癬への *Candida* の二次感染

　紅斑性カンジダ症は，症例数が多いにもかかわらず看過されやすい．お互い接する舌背と口蓋に同時に出現するのが一般的なので，口蓋の発赤を観察する（図 2, 3）．舌は萎縮性舌炎（舌乳頭萎縮）の状態が特徴で，症状として刺激痛，灼熱感，味覚異常などがある．味覚異常は自発性異常味覚的な訴えで，苦みが多い．舌乳頭萎縮が軽度な例がしばしば見逃される．

　萎縮性舌炎は，鉄欠乏やビタミン B_{12} など栄養障害に起因するものもあるため[1]，紅斑性カンジ

ダ症の鑑別診断には血液検査と真菌検査が必要になる．

2．病変形成にかかわる *Candida* 菌種とその病原性

Candida albicans が口腔カンジダ症の主な病原菌である．*Candida* の感染は，上皮への接着，宿主防御能からの回避，組織への侵入と破壊からなる．病原因子として agglutinin-like sequence（Als）などの接着因子，酵母形から菌糸型への形態変換システム，secreted aspartyl proteinases

表 2. 口腔カンジダ症の誘発因子

局所的要因	全身的要因
口腔乾燥症	免疫不全
義歯装着	糖尿病
副腎皮質ステロイドホルモン	癌化学療法
広域スペクトラムの抗菌薬	高齢

(SAPs)や phospholipases(PLs)などの分解酵素が関与する. *C. albicans* は二形性で,共生菌として定着している場合は酵母形,感染病巣内では菌糸形発育を示す. 菌糸の先端は SAPs や PLs が豊富で,菌糸は上皮表層を貫通し有棘細胞層へ侵入する[2]. 上皮層に侵入した菌糸は,最終段階として上皮表層の破壊を起こす[3].

近年, *C. albicans* 以外の *C. glabrata*, *C. parapsilosis*, *C. tropicalis*, *C. krusei* など non-*albicans* *Candida*(NAC)のヒトへの病原性が注目されている. 特に *C. glabrata* の病原性を問題視する考え方がある. ところが *C. glabrata* は菌糸を形成せず,また他のカンジダ菌種と異なり SAPs と PLs の産生量が極めて少なく[4][5],単独では上皮に侵入できない[6]. 臨床的にみても,口腔カンジダ症のほとんどすべての症例から *C. albicans* が検出され,*C. glabrata* が分離された症例はすべて *C. albicans* との混合感染である[7]. このように, *C. glabrata* は *C. albicans* を修飾するように働くが,口腔カンジダ症の病変形成はあくまでも *C. albicans* が主体といえる[8].

口腔カンジダ症の診断

1. 臨床診断と確定診断

臨床診断は,リスクファクターがあり(表2),口腔カンジダ症に特徴的な臨床所見を有する場合に下される.

確定診断には真菌検査を行うが,*Candida* は口腔常在真菌であるため,口腔粘膜から分離培養されただけでは原因微生物とは断定できず,症候を十分に観察してから判断することが重要である.

紅斑性カンジダ症のように臨床所見で診断が難しい場合は塗抹鏡検が必要になる.

2. 塗抹標本の顕微鏡検査

塗抹鏡検で(仮性)菌糸を認めた場合は,それ自体で確定診断になるため,鏡検は非定型例の診断に有用である.

スチルベンジルスルホン酸系蛍光染料のファンギフローラ Y は, β構造を持つ多糖類への結合能を有し, *Candida* 細胞壁の β-グルカンやキチンに特異的に結合する. 細胞壁が特に強い発光を呈するため,酵母や菌糸の形態的観察が容易に行える(図10). 綿棒は蛍光色素に染色されるので,検体の採取はデンタルミラーを用いて行う(図11). 蛍光モジュールの Lumin™(LW Scientific, Lawrenceville, GA, USA)は,光学顕微鏡に組み込み蛍光顕微鏡として使用できる[9].

口腔カンジダ症への対処

1. 抗真菌薬による薬物療法

紅斑性カンジダ症の多くは自然消退が望めず,抗真菌薬療法と宿主因子への対応が必要である[2].「口腔カンジダ症」,「口腔咽頭カンジダ症」,「消化管カンジダ症」の効能・効果を有する抗真菌薬は,アゾール系のミコナゾールゲル(フロリード™ゲル経口用2%)とイトラコナゾール内用液(イトリゾール®内用液1%),ポリエン系のアムホテリシンBシロップ(ファンギゾン®シロップ100 mg/mL)がある.

2. 口腔カンジダ症のリスクファクターへの対処
a) 唾液分泌減退

紅斑性カンジダ症の舌乳頭萎縮に寄与する因子は唾液分泌減退である. 特に刺激唾液量の関与が大きい[8]. 摂食時には,食物の口腔粘膜への刺激に加えて,歯,舌,頬粘膜,口蓋がお互い機械的(物理的)に刺激される. 刺激唾液の減少によって,粘膜の保護作用が低下し,上皮損傷の可能性が高まり,損傷した上皮は *Candida* が侵入しやすくなる.

萎縮して薄くなった上皮では,通常では起こらない *C. albicans* の上皮基底層への侵入の可能性が高まる. 基底膜に及んだ破壊が慢性化すると上皮再生能力が障害され,不可逆的状態に陥り,舌乳頭が再生しない. 慢性のカンジダ症が治癒した

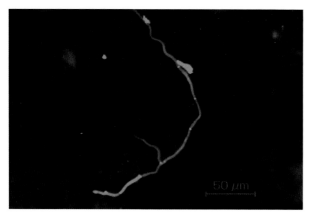

図 10. Candida の仮性菌糸
塗抹標本のファンギフローラ Y による蛍光染色所見

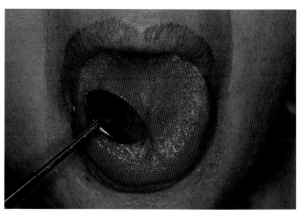

図 11. デンタルミラーによる検体の採取

後も平滑舌が残存するのはこのためである.

　唾液分泌減退の原因は様々だが，原因の如何に
よらず，唾液分泌量を増加させることは必ずしも
容易ではない．そのため口腔ケアが重要になる.
具体的には，含嗽によって Candida コロニー数増
加を抑制すること，人工唾液，保湿ジェル，保湿
洗口液を用いて口腔粘膜を保湿・保護して粘膜上
皮の解剖学的バリアを強固にすることによって，
感染の機会を減少させて予防する.

b）義　歯

　義歯性口内炎は，義歯に一致して生じる口内炎
で，義歯基底面（粘膜に接する面）の Candida の存
在と義歯の物理的刺激が問題となる[10]．必ずしも
唾液分泌減退や口腔乾燥症の関与があるわけでは
ない．一方の紅斑性カンジダ症は，口腔全体に生
じる口内炎で，義歯の直接的な関与よりも唾液分
泌減退の関与が大きい[8]．しかし義歯の清掃状態
が悪く，義歯表面に長期的に Candida が存在した
ときには，口腔全体のコロニー数が増加する可能
性があり，Candida の増加は口腔カンジダ症の寄
与因子なので，義歯の清掃状態によっては病態形
成に関与するといえる.

　C. glabrata は，他の Candida 菌種に比較して細
胞表面の疎水性が極めて高く，義歯のレジンに付
着しやすい[11]．また，NAC は C. albicans に比較
して，義歯表面にバイオフィルムを形成しやす
い[12]．さらに C. albicans と C. glabrata は，形態
も成長様式も異なりお互いに排除し合うことがな

いため共存が可能である[6]．そればかりか，C.
albicans と C. glabrata の組み合わせは最もバイオ
フィルム形成能が高い[12]．このような微生物の性
質から，臨床的にも義歯性口内炎では，他の口腔
カンジダ症の病型に比較して 2 菌種以上の検出率
が高く，その組み合わせは C. albicans と C. gla-
brata が最も多い[13)14]．義歯は，表面が粗造だと
Candida がより付着しやすくなる．いったん義歯
に付着した Candida の除菌は難しいので，義歯の
清掃は忘れない.

　抗真菌薬のミコナゾールゲルを適用する際，十
分な効果が得られにくい場合は，義歯基底面に塗
布することが推奨されているので[15]，義歯性口内
炎や難治性の紅斑性カンジダ症で義歯の関与が明
らかな場合はこの方法も有用と思われる.

口腔カンジダ症への対応のまとめ

　口腔カンジダ症は表在性真菌症ではあるもの
の，慢性化すると QOL が低下するため早期の対
処が望まれる．特に紅斑性カンジダ症では塗抹標
本による確定診断が必要である．宿主因子として
の関与が大きい口腔乾燥へは，含嗽による Can-
dida コロニー数増加の抑制ならびに乾燥粘膜へ
の口腔管理とセルフケアによって解剖学的バリア
を強固にすることでの対処が重要である.

COI
申告すべき COI はない.

文　献

1) Reamy BV, Derby R, Bunt CW：Common tongue conditions in primary care. *Am Fam Physician*, **81**(5)：627-634, 2010.

2) Reichart PA, Samaranayake LP, Philipsen HP：Pathology and clinical correlates in oral candidiasis and its variants：a review. *Oral Dis*, **6**(2)：85-91, 2000.

3) Tang SX, Moyes DL, Richardson JP, et al：Epithelial discrimination of commensal and pathogenic *Candida albicans*. *Oral Dis*, **22**(Suppl 1)：114-119, 2016.

4) Rodrigues CF, Silva S, Henriques M：*Candida glabrata*：a review of its features and resistance. *Eur J Clin Microbiol Infect Dis*, **33**(5)：673-688, 2014.

5) Sanita PV, Zago CE, Mima EG, et al：*In vitro* evaluation of the enzymatic activity profile of non-*albicans Candida* species isolated from patients with oral candidiasis with or without diabetes. *Oral Surg Oral Med Oral Pathol Oral Radiol*, **118**(1)：84-91, 2014.

6) Silva S, Henriques M, Hayes A, et al：*Candida glabrata* and *Candida albicans* co-infection of an *in vitro* oral epithelium. *J Oral Pathol Med*, **40**(5)：421-427, 2011.

7) Kamikawa Y, Mori Y, Nagayama T, et al：Frequency of clinically isolated strains of oral *Candida* species at Kagoshima University Hospital, Japan, and their susceptibility to antifungal drugs in 2006-2007 and 2012-2013. *BMC Oral Health*, **14**：14, 2014.

8) Nakamura S, Okamoto MR, Yamamoto K, et al：The *Candida* species that are important for the development of atrophic glossitis in xerostomia patients. *BMC Oral Health*, **17**：153, 2017.

9) 中村幸香，岡本真理子，前田伸子ほか：明視野顕微鏡用の蛍光観察システム Lumin の使用経験. 歯薬療法, **36**(1)：21-24, 2017.

10) Altarawneh S, Bencharit S, Mendoza L, et al：Clinical and histological findings of denture stomatitis as related to intraoral colonization patterns of *Candida albicans*, salivary flow, and dry mouth. *J Prosthodont*, **22**(1)：13-22, 2013.

11) Luo G, Samaranayake LP：*Candida glabrata*, an emerging fungal pathogen, exhibits superior relative cell surface hydrophobicity and adhesion to denture acrylic surfaces compared with *Candida albicans*. *APMIS*, **110**(9)：601-610, 2002.

12) Pathak AK, Sharma S, Shrivastva P：Multi-species biofilm of *Candida albicans* and non-*Candida albicans Candida* species on acrylic substrate. *J Appl Oral Sci*, **20**(1)：70-75, 2012.

13) Coco BJ, Bagg J, Cross LJ, et al：Mixed *Candida albicans* and *Candida glabrata* populations associated with the pathogenesis of denture stomatitis. *Oral Microbiol Immunol*, **23**(5)：377-383, 2008.

14) Muadcheingka T, Tantivitayakul P：Distribution of *Candida albicans* and non-*albicans Candida* species in oral candidiasis patients：Correlation between cell surface hydrophobicity and biofilm forming activities. *Arch Oral Biol*, **60**(6)：894-901, 2015.

15) 医療用医薬品の添付文書情報. フロリードゲル経口用 2%, 2017[cited 20 9.2](https://www.pmda.go.jp/PmdaSearch/iyakuDetail/ResultDataSetPDF/790005_6290003X1039_2_11).

MB Derma, 304：59-67，2021.

◆特集／口腔粘膜疾患のすべて

薬剤による粘膜病変

渡邊友也*　　相原道子**

Key words：薬疹（drug eruption），固定薬疹（fixed drug eruption），Stevens-Johnson 症候群（Stevens-Johnson syndrome），中毒性表皮壊死症（toxic epidermal necrolysis），薬剤関連口腔粘膜炎（drug-induced oral mucositis）

Abstract　薬剤による口腔内粘膜病変は，重篤なものでは水疱・びらんや粘膜上皮の壊死による潰瘍形成をきたす．最重症例では口唇の瘢痕化により開口障害などの後遺症を残すこともある．原因となる薬剤は多岐にわたるが，その発症機序からアレルギー性炎症と薬理作用による中毒性障害の 2 種類に大きく分類される．アレルギー性炎症では，Stevens-Johnson 症候群や中毒性表皮壊死症，固定薬疹が，中毒性障害では抗悪性腫瘍薬などにより誘発される口内炎が代表である．また，薬剤血管性浮腫ではマスト細胞メディエーター起因性と ACE 阻害薬などによって誘発されるブラジキニン起因性がある．治療は，アレルギー性炎症では原因薬剤の中止と局所治療を行い，重症例ではステロイド全身療法を行う．さらに，口腔粘膜の浮腫性腫脹を起こす薬剤性血管性浮腫では，治療と同時に気道確保が必要となることもある．
　一方，中毒性障害では口腔ケアによる重症化の予防と局所治療が治療の軸となる．

はじめに

　口腔内粘膜病変をみた場合には，自己免疫性水疱症，膠原病，感染症，代謝性疾患，薬疹など多岐にわたる疾患を鑑別する必要がある．

　特に薬剤による口腔内粘膜病変は，全身に皮疹を伴う重症薬疹から口腔内のみに限局する軽症～一過性の病変まで様々である．特に，中毒性表皮壊死症（toxic epidermal necrolysis；TEN）や Stevens-Johnson 症候群（SJS）などの重症薬疹や抗悪性腫瘍薬による中毒性障害では，口腔内粘膜の出血や壊死に伴い，強い疼痛と機能障害を合併するため，局所治療と口腔ケアによる適切な管理が重要となる．

　本稿では，TEN や SJS などの重症薬疹を含めた

* Tomoya WATANABE，〒236-0004　横浜市金沢区福浦 3-9　横浜市立大学大学院医学研究科環境免疫病態皮膚科学，助教
** Michiko AIHARA，同，名誉教授

薬剤による口腔粘膜病変がみられる代表的な疾患と，その臨床的特徴と治療について最新の知見を含めて概説する．

多形紅斑（erythema multiforme；EM）型薬疹

1．疾患概念

　EM 型薬疹は体幹・四肢に浮腫性の円形紅斑や標的状紅斑が多発する薬疹の一型である．皮疹は三相性の環状紅斑となる typical targets と浮腫性で二相性を示す raised atypical targets が特徴的で，四肢優位に分布する[1]．粘膜疹を伴わず比較的軽症な EM minor と，発熱や粘膜疹を伴い重症となる EM major の 2 種類に分類される．

2．原因薬剤

　原因薬剤は多岐にわたるが，抗てんかん薬，非ステロイド性消炎鎮痛剤（NSAIDs），抗菌薬，分子標的薬を含めた抗腫瘍薬などによるものが多い[2]．

3．口唇・口腔症状と局所治療

　EM major に伴う口唇・口腔粘膜病変では発赤

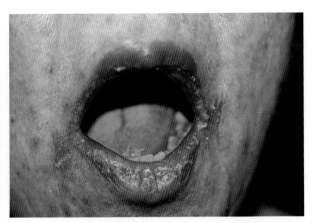

図 1. EM 型薬疹患者の口唇の発赤・腫脹と
血痂を伴わない浅いびらん

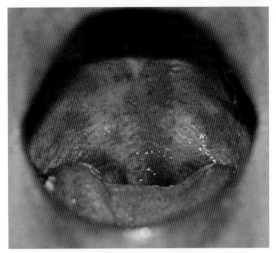

図 2. ソラフェニブによる EM 型薬疹患者の口腔
粘膜の発赤と小水疱（中河原怜子ほか：皮膚
臨床，52(10)：1484-1485，2010．より引用）

や腫脹中心で，ときに口唇に浅いびらんや痂皮を
認めるものの，範囲は限局的で，易出血性や壊死
性となることはない（図1）．また，口腔内の炎症
により発赤や疼痛を伴うことがあるが軽度であ
り，多くは短期間で改善する（図2）．局所治療と
してジメチルイソプロピルアズレン軟膏の外用を
行うことが一般的である．

4．全身治療

治療は，EM minor では原因薬剤を中止のうえ，
ステロイド外用と抗アレルギー薬内服で改善する
のがほとんどであるが，重症の EM major ではス
テロイド全身療法（プレドニゾロン（PSL）換算
0.5～1.0 mg/kg/day）が必要となることが多い[3]．

Stevens-Johnson 症候群（SJS）/中毒性表皮壊死症
（toxic epidermal necrolysis；TEN）

1．疾患概念

38℃以上の高熱とともに口唇・口腔粘膜，眼粘
膜，外陰部などの皮膚粘膜移行部と全身の皮膚に
表皮の壊死性障害による紅斑・水疱・びらんなど
を認める最重症型の薬疹である[4]．SJS の皮疹は，
顔面・体幹を中心に平坦で中心に水疱を伴う flat
atypical targets や，紫紅色から暗紫色の斑や水疱
が広範囲にみられる purpuric macules with or
without blisters が特徴的である[1]．SJS と TEN は
同一のスペクトラム上にある疾患とされ，SJS で

はびらん・水疱が体表面積の10％以下である一方，
後述する TEN では10％以上と定義されている[4]．
TEN の皮疹の特徴として，SJS から TEN に移
行する SJS 進展型（90％以上）とびまん性紅斑進展
型（4～7％程度）があり，後者は頻度が低いものの
重症の経過をとりやすい[5]．SJS の診断では，上記
皮膚粘膜移行部の重篤な出血性あるいは充血性の
粘膜病変の存在が必須である[4]．一方，TEN の診
断基準にこれらの粘膜病変は必須ではなく，稀で
はあるが粘膜病変は軽微なことがある[4]．細胞死
の発症機序は，薬剤特異的に活性化した細胞傷害
性 T 細胞や natural killer（NK）細胞から分泌され
る細胞傷害性メディエーターや可溶性 Fas リガン
ド，最近では annexin A1 と FPR1 の相互作用に
よる necroptosis の関与などが提唱されている[6]．

2．原因薬剤

原因薬剤は一般に抗菌薬や NSAIDs，感冒薬，
抗てんかん薬，アロプリノールの報告が多い．抗
菌薬では，ペニシリン系・セフェム系のほか，近
年耐性菌のため使用頻度が高くなっているバンコ
マイシンやカルバペネム系の薬疹が増加してい
る．抗てんかん薬では，従来から使用頻度の高い
カルバマゼピン，フェノバルビタール，フェニト
インの3剤と，近年使用が増加しているラモトリ
ギンによるものが多くみられる[7]．
また，SJS では薬剤のほか，マイコプラズマ感

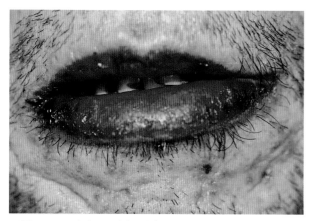

図3. SJS患者の口唇の発赤・腫瘍と血痂を伴うびらん

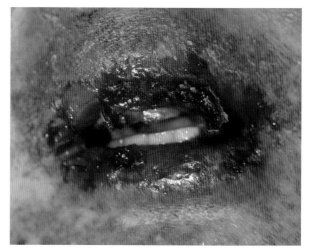

図4. TEN患者の口唇のびらん・壊死と血痂の付着

染症，単純ヘルペスウイルス，水痘・帯状疱疹ウイルスなどの感染症により発症することもある．SJSの原因検索については薬剤の内服歴に加え，先行感冒の有無など詳細な病歴の聴取と，マイコプラズマ抗体(PA法)やウイルス特異的IgM・IgG抗体検査を初診時と2〜4週間後の2回行い，抗体価の上昇を確認することが推奨される．一方，TENの原因は薬剤性がほとんどであり，その割合は80〜95%と報告されている[8]．しかし近年，コクサッキーウイルスによるTENに類似した皮膚障害を認めた症例が複数報告されるなど[9)10]，感染症などによる薬剤以外の原因の可能性も念頭に置いて診療にあたる必要がある．

3．口唇・口腔症状と局所治療

　SJSとTENの口唇・口腔粘膜病変は共通した症状を呈し，口唇・舌・口腔粘膜は初期では疼痛の強い発赤がみられ，次いで水疱・びらんが出現する．口唇では出血が著しいと厚い血痂の付着を認め，進行すると黄色の壊死組織の形成をみるのが特徴である(図3，4)．また，舌ではびらん・潰瘍の治癒後に肉芽の形成をみることがある[11]．

　SJS/TENの口唇・口腔粘膜病変の鑑別診断として，口唇・口腔粘膜・舌に水疱・びらん・潰瘍・出血を認める腫瘍随伴性天疱瘡が挙がる．粘膜症状からの鑑別は困難であるため，慢性の経過や悪性腫瘍の合併の有無，自己抗体の結果などから診断する必要がある．また，初期のSJSと似た臨床像を呈するEM型薬疹，特に粘膜疹を伴うEM

majorとの鑑別が重要となるが，前述したようにEM majorでは口唇に軽度のびらんや痂皮を認める程度である一方，SJS/TENでは出血性のびらんとなり血痂を伴う点が特徴である．また，これらの粘膜病変は咽頭にも及ぶことがあり，強い咽頭痛を伴うことがある．口腔粘膜病変への局所治療としては，アズレン含有製剤やリドカイン塩酸塩による含嗽が施行されることが多い．また，口腔内や咽頭の強い疼痛により摂食障害をきたすことがあり，摂取しやすい経口栄養剤(エンシュア・リキッド®など)や流動食など食事内容の調整も必要になる．口唇の病変にはアズレン含有軟膏や抗生剤含有軟膏の塗布や貼付を行うが，重症例では治癒後に口角部など口唇の瘢痕化による開口障害をきたすことがあり，形成外科的な処置が必要となる場合もある．

4．全身療法

　SJSの全身療法は，感染に注意しながら重症度に応じてステロイド投与(PSL換算0.5〜1.5 mg/kg/day)を行うことが基本である．粘膜症状が重篤である場合や病状の進行が著しい場合は，ステロイドパルス療法やTENに準じた治療を行う．

　TENは報告によって差はあるものの，12.5〜34%といまだに高い致死率を認めている[12)〜14]．2016年に発表された本邦のガイドラインにおいて，治療はステロイド全身療法を行い，ステロイドで効果不十分な症例については，補助療法として血漿交換療法や免疫グロブリン大量静注療法と

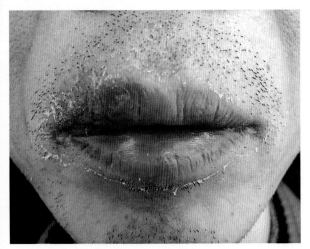

図 5. 固定薬疹患者の右上口唇の発赤・腫脹と
水疱形成

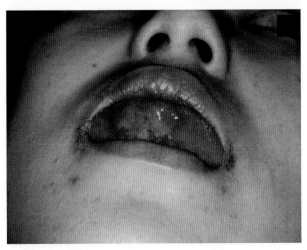

図 6. アリルイソプロピルアセチル尿素による固定
薬疹患者の口腔粘膜の発赤・腫脹
（松山阿美子ほか：J Environ Dermatol Cutan
Allergol, 4(3)：163-167, 2010. より引用）

のコンビネーションによる加療が推奨されている[4]. さらに，近年ではステロイドに代わる治療法としてシクロスポリンや TNF-α 阻害薬(エタネルセプト)の有効性が報告されており[15)16)]，今後，本邦でのこれらの治療の有効性について検討されていくと考えられる.

固定薬疹(fixed drug eruption；PDE)

1．疾患概念

原因となる薬剤摂取後に，同一部位に繰り返し円形や楕円形の紅斑を生じる薬疹の特殊型である．その臨床的特徴として，原因薬剤内服後から比較的速やかに灼熱感や疼痛を伴って皮疹が誘発されること(30分～数時間以内)，誘発を繰り返すことによって皮疹がしだいに多発する(多発性固定薬疹)こと，多くは褐色から紫褐色の色素沈着を残すことが挙げられる[17]. 一方，固定薬疹のなかには色素沈着を残さない非色素沈着型(non-pigmenting PDE)も存在し，① 発熱などの全身症状を伴いやすい，② 紅斑が左右対称性に生じる，③ 皮疹の境界は不明瞭かつ大型の皮疹が多いなどの特徴を有すると報告されている[18]. また，皮疹が全身に誘発される多発性固定薬疹は TEN や SJS と鑑別を要することがあり，generalized bullous PDE の名称で，水疱を伴う固定薬疹の皮疹を体表面積の 10％以上に認め，その分布が少なくと

も 3～6 部位に及ぶことと定義されている[19].

2．原因薬剤

原因薬剤として，NSAIDs，アリルイソプロピルアセチル尿素，カルボシステイン，非イオン性ヨード剤などが多く報告されている[20].

3．口唇・口腔症状と局所治療

四肢，顔面，口唇や外陰部などの皮膚粘膜移行部に好発するが，口唇の場合は色素沈着がわかりにくく，診断が遅れることがある．口腔粘膜では上口蓋などに小水疱・びらんとしてみられ，口唇では境界明瞭な不整形の紅斑となり，びらん・水疱を伴い，重症例では口唇に血痂の付着を認めることもある(図5, 6). ピリピリ感を伴って出現するため，小水疱の形成がある場合は単純ヘルペスとの鑑別が必要となる.

通常，皮疹は原因薬剤を中止することによって色素沈着を残し消退するが，原因薬剤が持続的に投与されると紅斑の拡大と癒合を認め，大水疱を形成することがある．治療は，原因薬剤の投与を中止することで自然軽快することがほとんどである．局所治療としてジメチルイソプロピルアズレン軟膏やデキサメタゾン軟膏の外用を行う.

4．全身療法

口唇・口腔粘膜に生じる場合や重症の多発性固定薬疹では重症度が上がるため，ステロイドの全身投与の適応となることがある.

5．原因薬の検索

薬疹における原因薬剤の検査方法は薬剤リンパ球刺激試験（DLST），パッチテスト（PT），内服誘発試験が一般的である．固定薬疹の場合，皮疹部でのPTの有用性が広く知られているが，口唇・口腔粘膜部に皮疹が生じた場合，PTを施行するのが難しいため，代替方法としてオープンPTの有用性が報告されている[21]．

薬剤性過敏症症候群
（drug-induced hypersensitivity syndrome；DIHS）

1．疾患概念

DIHSは限られた薬剤で遅発性に生じ，発熱・臓器障害などの全身性症状を伴う重症薬疹である．原因薬剤の中止後も増悪して2週間以上遷延し，典型例では軽快と再燃を繰り返し長い経過をとることがある[22]．

2．原因薬剤

カルバマゼピン，フェノバルビタール，フェニトイン，ゾニサミド，ラモトリギンなどの抗けいれん薬が最も多く，アロプリノール，サラゾスルファピリジン，ジフェニルスルホン，メキシレチン，ミノサイクリンなどが原因薬剤として報告されている[23]．

3．口唇・口腔症状と局所治療

DIHSでは粘膜症状はないか，あっても軽度であり，口唇には浅いびらんや痂皮の形成を，口腔粘膜には発赤や咽頭痛を伴うことがあるが，SJSやTENとは異なり，壊死性障害による易出血性や血痂の付着といった高度の粘膜症状を伴うことはない点が特徴である．局所治療として，口唇にはジメチルイソプロピルアズレン軟膏の外用を，口腔内病変にはアズレン含有製剤の投与を行う．

4．全身療法

ステロイドの全身療法が有効であり，0.5～1.0 mg/kg/dayで治療開始される．近年，水川らがDIHSの重症度スコアと治療アルゴリズムについて報告しており，それに準じたステロイドの投与

と減量を行うことが推奨されている[24]．

扁平苔癬型薬疹（lichenoid drug reaction）

1．疾患概念

扁平苔癬型薬疹は原因薬剤の投与によって誘発され，病理組織学的に扁平苔癬類似の所見を示す薬疹の一型である．

臨床的特徴として，原因薬剤の内服開始から皮疹出現までの期間が平均12か月で通常の薬疹と比較して長いこと，原因薬剤の投与中止から皮疹が消退するまでの期間も数か月～数年と，緩徐に経過することが挙げられる[25]．

2．原因薬剤

原因となる薬剤は多岐にわたるが，降圧薬，HIV治療薬，抗菌薬，ペニシラミン，メトトレキサートなど多くの薬剤で報告がなされている[26]．

3．口唇・口腔症状と局所治療

口腔内病変は粘膜にレース状の白色病変として認められ，主な好発部位は頬粘膜で，その他に舌，口唇，歯肉，口蓋にも白色病変がみられる．一般に自覚症状は乏しいが，灼熱感や接触痛を伴う場合もある．治療は原因薬剤の中止と局所療法が基本となるが，一般に口腔内などの粘膜病変は皮膚に比べて難治性で，治療に長期間を要することが多い．局所療法ではステロイドの外用が第一選択となり，デキサメタゾン軟膏の外用を行う．

4．全身療法

局所療法に加え，瘙痒を伴う場合は抗ヒスタミン薬内服の併用も行う．これらの治療で効果不十分な場合はエトレチナート（20～30 mg/日）内服なども行われる．

5．原因薬の検索

扁平苔癬型薬疹の原因検索ではPTやDLSTの陽性率が低く，内服誘発試験を行っても通常の薬疹と異なり皮疹の誘発までに長期間を要し，再現性も高くないことから原因薬剤の同定が困難な場合が多い[27]．薬剤中止により徐々に皮疹や粘膜疹が消退すれば，その薬剤が原因であると推定される．

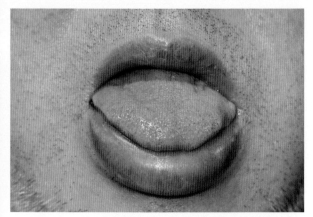

図 7. ACE 阻害薬による下口唇と舌の浮腫性腫脹

薬剤性血管性浮腫

1. 疾患概念

血管性浮腫は皮下や気道・腸管などの粘膜下に生じる限局・一過性の浮腫病変である. 薬剤による血管性浮腫はマスト細胞メディエーター起因性とブラジキニン起因性の2つに大別される[28].

マスト細胞メディエーター起因性は, さらにIgE が介在するアレルギー性(Ⅰ型アレルギー)とIgE が介在しない非アレルギー性(IgE 非依存性), に分類される. 口唇・口腔粘膜の浮腫性腫脹のほか, しばしば蕁麻疹を伴うことがある. 非アレルギー性の代表例として, NSAIDs が原因となるNSAIDs 不耐症がある. その機序は, アラキドン代謝におけるシクロオキシゲナーゼ1(COX-1)阻害作用によるロイコトリエンの産生亢進と, プロスタグランジン E_2 産生低下が引き起こすヒスタミン遊離の促進と考えられている[29]. そのため, COX-1 阻害作用の弱いアセトアミノフェンやCOX-2 選択阻害薬では生じにくいとされる. また, アレルギー性と同様に蕁麻疹を伴うことがある.

ブラジキニン起因性の血管性浮腫は, 薬剤によるブラジキニン分解阻害作用により組織中のブラジキニン濃度が上昇し, 血管内皮細胞上に発現しているBKR-2 レセプターに結合する. その結果, 血管透過性が亢進し, 口唇・口腔粘膜や顔面の浮腫性腫脹, 腸管壁の浮腫による腹痛, 喉頭浮腫による気道閉塞を生じる[30]. 発症頻度は黒人に多いという人種差や女性に多いといった性差はあるも

のの, おおむね0.1〜0.7%と報告されている[31].

2. 原因薬剤

アレルギー性ではペニシリン系/セフェム系, ニューキノロン系, サルファ剤といった抗菌薬などの摂取で生じることが多い. 非アレルギー性ではNSAIDs が主な原因薬剤となる. ブラジキニン起因性の血管性浮腫を起こす薬剤の代表例はアンギオテンシン変換酵素(ACE)阻害薬である. 通常, ACE 阻害薬内服開始1週間以内に発症する症例が多いが, 数か月〜数年後の長期投与後に発症する症例もあるため注意を要する. また, 糖尿病薬のジペプチジルペプチダーゼ4(DPP-4)阻害薬, 降圧薬のナトリウム利尿ペプチド分解酵素(NEP)阻害薬, 急性脳梗塞に対して使用されるrecombinant tissue-type plasminogen activator(rt-PA)静注療法の併用患者では, 発症のリスクが増加することが報告されている[32]〜[34]. その他, アンギオテンシン受容体拮抗薬(ARB)でも血管性浮腫を起こすことが報告されているが, ACE 阻害薬に比べその頻度は低く, 症状も軽症とされている.

3. 口唇・口腔症状と局所治療

口腔粘膜病変として口唇および口腔粘膜の浮腫性腫脹が特徴である(図7). 重症例では口腔粘膜の浮腫性腫脹が咽頭や喉頭まで及ぶと気道閉塞を起こし, 呼吸困難に陥り, 窒息死する場合がある. 局所治療は無効であり, 重篤例では気道確保と原因薬剤の中止を速やかに行ったうえで, 全身療法を行う.

4. 全身療法

アレルギー性やNSAIDs 不耐症による場合は抗ヒスタミン薬の投与を行い, 状況に応じて補液とステロイド全身療法を施行する. アナフィラキシーが疑われる場合はエピネフリンを投与し, 気道閉塞の可能性がある場合は挿管や気切などの気道確保も行う必要がある. ブラジキニン起因性の血管性浮腫では, 抗ヒスタミン薬やステロイド全身療法の有効性は低いとされており, 対症療法を行う. ACE 阻害薬による場合には, 中止により

48～72時間程度で症状は消退する.

薬剤誘発性天疱瘡

1．疾患概念

薬剤投与後に天疱瘡を発症する自己免疫性水疱症の亜型である．臨床的には水疱を伴う非特異的な紅斑性皮疹であり，疱疹状天疱瘡や落葉状天疱瘡に類似した症状を呈し，口腔内にも水疱が生じる．検出される自己抗体は主として抗 Dsg1 抗体である．

2．原因薬剤

原因薬剤は D-ペニシラミンやブシラミンなどの SH 基を含む薬剤が大分部を占めている[35].

3．口唇・口腔症状と局所治療

口腔粘膜病変として，口腔内の水疱形成とびらんがみられる．治療は原因薬剤の中止であり，中止後比較的速やかに症状が改善することが多い[36].局所治療としてデキサメタゾン軟膏の外用やアズレン含有製剤を使用する．

4．全身療法

薬剤中止後も症状が遷延する場合は，もともと隠れていた天疱瘡の体質が薬剤により顕在化したと考えられており，薬剤誘発性天疱瘡とも呼ばれ，通常の天疱瘡に準じてステロイドや免疫抑制剤などの全身療法を行う．

薬剤関連口内炎

1．疾患概念

薬理作用による中毒性炎症として頬粘膜・舌・歯肉に疼痛を伴う発赤やびらんとしてみられる．重症化した場合では，潰瘍化・偽膜形成・易出血性を認め，QOL が著しく障害されることがある（図8).

2．原因薬剤

代表的な薬剤として抗悪性腫瘍薬が挙がり，メトトレキサート，ピリミジン拮抗薬，アントラサイクリン系薬剤が多く報告されている[37].また，近年では分子標的薬であるマルチキナーゼ阻害薬による報告が増えている[38].抗悪性腫瘍薬以外で

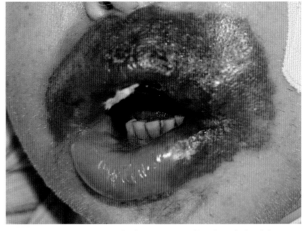

図 8．シタラビン投与による口唇・舌の潰瘍形成

は，骨粗鬆症の治療薬であるビスフォスフォネート（BP）製剤や狭心症薬であるニコランジルによる報告も認められている[39)40].

3．口唇・口腔症状と局所治療

マルチキナーゼ阻害薬では口腔乾燥や舌痛などの症状がみられる[38].BP 製剤では口腔粘膜の強い発赤を伴うびらん形成が報告されている[40].BP 製剤には粘膜に対する直接障害作用があるため，内服時には十分な水分で服用する必要があるが，誤って錠剤を口腔内で溶かして内服した場合などに生じると考えられている．ニコランジルでは舌や歯肉に生じる口腔潰瘍病変が報告されている[39].

薬剤性口内炎の治療には，口腔ケアによる予防と薬物治療の 2 つを軸に行う必要がある．特に口腔ケアは，口内炎の発症・悪化の防止に有効であることが報告されている[41].具体的には，口腔用の保湿剤や人工唾液を用いた保湿に加えて，ブラッシングによる保清を行う．薬物治療として，アズレン含有製剤やリドカイン塩酸塩による頻回の含嗽が有効である．その他，アロプリノール含嗽やレバミピド含嗽・内服が有効であったとの報告がある[42)43].また，ニコランジルによる口腔内潰瘍にはステロイドの局所投与が有効であるが，長期の投与は口腔内カンジダ症やウイルス性口内炎を発症・増悪させるため注意を要する．

4．全身療法

基本的に局所治療と口腔ケアが中心となるため全身療法の適応はない．

おわりに

　薬剤による口腔粘膜病変の治療において最も重要なのは原因薬剤の同定と中止である．そのため，詳細な問診を行い使用している薬剤を把握し，原因薬剤の速やかな中止といったマネジメントが皮膚科医には求められる．それに加えて，局所治療や，重症な場合はステロイド全身療法を施行するとともに，十分な疼痛コントロールをはかりつつ，適切な口腔ケアを行うことが難治化を防ぐうえで必要不可欠である．

文　献

1) 渡辺秀晃：【薬疹 update と対処法】薬疹としての多形紅斑—target 紅斑の分布や性状のとらえ方—. *MB Derma*, **247**：23-30, 2016.
2) 小森絢子, 池澤善郎：紅斑丘疹型・湿疹型・多形紅斑型薬疹の違いは何か. 皮膚科臨床アセット 2 薬疹診療のフロントライン(古江増隆, 相原道子編), 中山書店, pp. 208-212, 2011.
3) 小森絢子, 池澤善郎：多形紅斑型薬疹. 薬疹のすべて(池澤善郎ほか編), 南江堂, pp. 183-187, 2008.
4) 塩原哲夫, 狩野葉子, 水川良子ほか：日本皮膚科学会ガイドライン 重症多形滲出性紅斑 スティーヴンス・ジョンソン症候群・中毒性表皮壊死症診療ガイドライン. 日皮会誌, **126**：1637-1688, 2016.
5) 渡辺秀晃, 末木博彦, 飯島正文：Stevens-Johnson 症候群. 皮膚科診療プラクティス 19(塩原哲夫ほか編), 文光堂, pp. 43-48, 2006.
6) 相原道子：薬物アレルギー 薬疹の診断と対応 update. アレルギー, **67**(10)：1399-1404, 2018.
7) 北見 周ほか：Stevens-Johnson 症候群ならびに中毒性表皮壊死症の全国疫学調査 平成 20 年度厚生労働科学研究費補助金(難治性疾患克服研究事業)重症多形滲出性紅斑に関する調査研究. 日皮会誌, **12**(12)：2467-2482, 2011.
8) Schwartz RA, McDonough PH, Lee BW：Toxic epidermal necrolysis：Part I. Introduction, history, classification, clinical features, systemic manifestations, etiology, and immunopathogenesis. *J Am Acad Dermatol*, **69**：173. e1-13, 2013.
9) Chung WH, Shih SR, Chang CF, et al：Clinicopathologic analysis of coxsackievirus a6 new variant induced widespread mucocutaneous bullous reactions mimicking severe cutaneous adverse reactions. *J Infect Dis*, **208**：1968-1978, 2013.
10) Tsai TY, Chao YC, Lai YH, et al：Coxsackievirus B5—induced severe mucocutaneous reaction mimicking drug-induced Stevens-Johnson syndrome/toxic epidermal necrolysis. *Indian J Dermatol Venereol Leprol*, **85**：416-418, 2019.
11) 相原道子：中毒性表皮壊死症(TEN). 薬疹のすべて(池澤善郎, 相原道子編), 南江堂, pp. 70-76, 2008.
12) Sekula P, Dunant A, Mockenhaupt M, et al：Comprehensive survival analysis of a cohort of patients with Stevens-Johnson syndrome and toxic epidermal necrolysis. *J Invest Dermatol*, **133**：1197-1204, 2013.
13) Yamane Y, Matsukura S, Watanabe Y, et al：Retrospective analysis of Stevens-Johnson syndrome and toxic epidermal necrolysis in 87 Japanese patients—Treatment and outcome. *Allergol Int*, **65**：74-81, 2016.
14) Hsu DY, Brieva J, Silverberg NB, et al：Morbidity and mortality of Stevens-Johnson syndrome and toxic epidermal necrolysis in United States adults. *J Invest Dermtatol*, **136**：1387-1397, 2016.
15) Wang CW, Yang LY, Chen C, et al：Randomized, controlled trial of TNF-α antagonist in CTL-mediated severe cutaneous adverse reactions. *J Clin Invest*, **128**：985-996, 2018.
16) González-Herrada C, Rodríguez-Martín S, Cachafeiro L, et al：Cyclosporine use in epidermal necrolysis is associated with an important mortality reduction：evidence from three different approaches. *J Invest Dermtatol*, **137**：2092-2100, 2017.
17) Mizukuwa Y, Shiohara T：Fixed drug eruption：a prototypic disorder mediated by effector memory T cells. *Curr Allergy Asthma Rep*, **9**：71-77, 2009.
18) Shelley WB, Shelly ED：Nonpigmenting PDE as a distinctive reaction pattern. Examples caused by sensitivity to pseudoephedrine hydrochloride and tetrahydrozoline. *J Am Acad Dermatol*, **17**(3)：403-407, 1987.

19) Cho YT, Lin JW, Chen YC, et al：Generalized bullous fixed drug eruption is distinct from Stevens-Johnson syndrome/toxic epidermal necrolysis by immunohistopathological features. *J Am Acad Dermatol*, **70**(3)：539-548, 2014.

20) 水川良子，狩野葉子：【口唇に生じる疾患の診断と治療】口唇に生じる固定薬疹. *MB Derma*, **251**：22-28，2016.

21) Alanko K：Topical provocation of fixed drug eruption：a study of 30 patients. *Contact Dermatitis*, **31**：25-27, 1994.

22) 橋本公二：Drug-induced hypersensitivity syndrome(DIHS). 日皮会誌. **116**：1575-1581, 2006.

23) 藤山幹子：DIHS の臨床的特徴と診断基準. 皮膚科臨床アセット 2 薬疹診療のフロントライン（古江増隆，相原道子編），中山書店，pp. 111-115，2011.

24) Mizukawa Y, Hirahara K, Kano Y, et al：Drug-induced hypersensitivity syndrome/drug reaction with eosinophilia and systemic symptoms severity score：A useful tool for assessing disease severity and predicting fatal cytomegalovirus disease. *J Am Acad Dermatol*, **80**(3)：670-678, 2019.

25) 小西陽子，黒川一郎，山中恵一ほか：アムロジピンベシル酸塩が原因と考えられた線状扁平苔癬型薬疹. 皮膚病診療, **33**：917-920，2011.

26) Jinbu Y, Kashiwazaki A, Ozawa M, et al：Blister oral lichenoid lesion on the buccal mucosa due to methotrexate：report two cases. *J Oral Maxillofac Surg Med Pathol*, **27**：102-105, 2015.

27) 沖永昇悟，田中隆光，原藤 緑ほか：ロサルタン（ニューロタン®）による扁平苔癬型薬疹の1例. 臨皮，**71**：669-674，2017.

28) Moellman JJ, Bernstein JA, Lindsell C, et al：A consensus parameter for the evaluation and management of angioedema in the emergency department. *Acad Emerg Med*, **21**：469-484, 2014.

29) 猪又直子：薬剤による血管性浮腫. アレルギー・免疫, **25**(9)：1142-1149, 2018.

30) Bossa F, Peerschke EI, Ghebrehiwet B, et al：Cross-talk between the complement and the kinin system in vascular permeability. *Immunol Lett*, **140**：7-14, 2011.

31) Bas M, Adams V, Suvorava T, et al：Nonallergic angioedema；role of bradykinin. *Allergy*, **62**：842-856, 2007.

32) Bernstein JA, Cremonesi P, Hoffmann TK, et al：Angioedema in the emergency department：a practical guide to differential diagnosis and management. *Int J Emerg Med*, **10**(1)：1-11, 2017.

33) Vasekar M, Craig TJ：ACE inhibitor-induced angioedema. *Curr Allergy Asthma Rep*, **12**(1)：72-78, 2012.

34) Wang YX, Li YQ, Chen Y, et al：Analysis of related factors of orolingual angioedema after rt-PA intravenous thrombolytic therapy. *Eur Rev Med Pharmacol Sci*, **22**(5)：1478-1484, 2018.

35) 藤原作平：薬剤により誘発される皮膚疾患，薬剤誘発性天疱瘡—最近の動向. 皮膚臨床, **54**：1621-1626．2012.

36) Nagao K, Tanikawa A, Yamamoto N, et al：Decline of anti-desmoglein 1 IgG ELISA scores by withdrawal of D-penicillamin in drug induced pemphigus foliaceus. *Clin Exp Dermatol*, **30**：43-45, 2005.

37) 日本口腔外科マニュアル作成委員会：抗癌剤による口内炎, 重篤副作用疾患別マニュアル, 第3集, 日本医薬情報センター（JAPIC）発行, pp. 45-63, 2009.

38) 相原道子：【口腔粘膜・舌病変の診療】薬疹の口腔粘膜・舌病変. *MB Derma*, **186**：54-59，2011.

39) 日本口腔外科マニュアル作成委員会：抗癌剤による口内炎, 重篤副作用疾患別マニュアル, 第3集, 日本医薬情報センター（JAPIC）発行, pp. 86-99, 2009.

40) 神部芳則，井岡友梨，川嶋理恵ほか：ビスフォスフォネート（アレンドロネート）を口腔内で溶解させたため発症した口腔粘膜潰瘍の1例. 日口粘膜誌, **16**：24-27，2010.

41) Saito H, Watanabe Y, Sato K, et al：Effects of professional oral health care on reducing the risk of chemotherapy-induced oral mucositis. *Support Care Cancer*, **22**(11)：2935-2940, 2014.

42) 松尾和廣，酒井正博，大林雅彦ほか：癌化学療法によって発症する口内炎に対するアロプリノール含嗽剤の使用評価. 日病薬師会誌, **38**：429-432，2002.

43) 篠原章能，中村将人，鬼窪利英ほか：がん化学療法による口腔粘膜炎に対するレバミピド含嗽液の効果. *YAKUZAI ZASSHI*, **135**：937-941, 2015.

Monthly Book Derma. 創刊 20 周年記念書籍

そこが知りたい 達人が伝授する

日常皮膚診療の極意と裏ワザ

■編集企画：**宮地　良樹**
（滋賀県立成人病センター病院長/京都大学名誉教授）

B5 判　オールカラー　2016 年 5 月発行
定価（本体価格 12,000 円＋税）　380 ページ
ISBN：978-4-86519-218-6 C3047

おかげをもちまして創刊 20 周年！
"そこが知りたい" を詰め込んだ充実の一書です!!

新薬の使い方や診断ツールの使いこなし方を分かりやすく解説し，日常手を焼く疾患の治療法の極意を各領域のエキスパートが詳説．「押さえておきたいポイント」を各項目ごとにまとめ，大ボリュームながらもすぐに目を通せる，診療室にぜひ置いておきたい一書です．

Monthly Book Derma. 創刊20周年記念書籍
そこが知りたい
達人が伝授する
日常**皮膚診療**の
極意と裏ワザ
■編集企画 宮地良樹　滋賀県立成人病センター病院長/京都大学名誉教授

好評書籍

全日本病院出版会

（株）全日本病院出版会

〒 113-0033　東京都文京区本郷 3-16-4
TEL：03-5689-5989　FAX：03-5689-8030
www.zenniti.com

MB Derma, **304**：69-75, 2021.

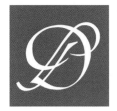

◆特集／口腔粘膜疾患のすべて

自己免疫性水疱症による粘膜病変

角田和之*

Key words：天疱瘡(pemphigus)，類天疱瘡(pemphigoid)，口腔粘膜症状(oral mucosal symptom)，局所療法(topical treatment)，口腔ケア(oral care)

Abstract 皮膚と口腔粘膜はその類似性から様々な症状を共有することが知られている．その代表的な疾患の1つに自己免疫性水疱症がある．そのなかでも尋常性天疱瘡や類天疱瘡は代表的な疾患であり，皮膚，粘膜それぞれの病態を理解することは重要になる．通常，天疱瘡の皮疹は弛緩性水疱であり，類天疱瘡の皮疹は緊満性水疱になる．一方，口腔粘膜では一旦，水疱は形成されるものの容易に自壊してしまうため，むしろ水疱として観察されることは少ない．そのために水疱症が口腔粘膜に生じた際には，一見すると水疱症をイメージすることは難しく，そのことが診断を困難にする一因となる．確定診断においては基本的に皮膚病変に対するものと同様の検査が行われる．しかし口腔は解剖学的に構造が複雑であり，組織生検などは部位によっては器具の操作が困難なため，様々な工夫が必要となる．また，口腔粘膜疹に対する局所治療に関しても，皮疹とは異なり口腔特有の工夫が必要になる．

天疱瘡群

　天疱瘡は皮膚および粘膜にみられる自己免疫性水疱症で，表皮および粘膜上皮の細胞接着分子であるデスモグレインに対する自己抗体により，細胞接着機能が障害され表皮内あるいは上皮内に水疱が形成される疾患である．天疱瘡は臨床的に大きく尋常性天疱瘡(pemphigus vulgaris；PV)，落葉状天疱瘡(pemphigus foliaceus；PF)および腫瘍随伴性天疱瘡(paraneoplastic pemphigus；PNP)とその他の亜型に分類される．そのなかでも皮膚と粘膜に水疱を形成する代表的な疾患はPVおよびPNPになる．

　天疱瘡では皮膚および口腔粘膜に水疱が形成されるが，その環境の違いにより表現型は異なり，ときに診断を困難にする．そして治療やケアの方法にも注意工夫が必要になる．

* Kazuyuki TSUNODA，〒160-8582 東京都新宿区信濃町35　慶應義塾大学医学部歯科・口腔外科学教室，専任講師

1．尋常性天疱瘡

a）臨床所見

　一般的に天疱瘡の皮膚における水疱は弛緩性水疱になる．同様に口腔にも弛緩性水疱は形成されるものの，食事や様々な物理的刺激により容易に自壊してしまう．そこでほとんどの症例で，口腔粘膜ではびらんや潰瘍などの粘膜疹として観察される．PVのなかでも皮膚と粘膜に同時に水疱を形成する粘膜皮膚型PVでは，症状が重複するために皮膚科で早期に診断が下される場合が多い．一方で口腔をはじめとする粘膜優位に水疱を形成する粘膜優位型PVでは，その重症度に依存して，様々な表現型を呈することがあるので注意が必要になる．粘膜優位型PVでは，重篤な口腔粘膜疹であれば積極的な検査が行われると考えられるが(図1)，口腔粘膜に限局した軽微な粘膜疹の場合，口内炎や剥離性歯肉炎などと診断され，長期にわたり確定診断が得られない症例も存在する(図2)．

b）確定診断

　天疱瘡の診断については，天疱瘡診療ガイドラ

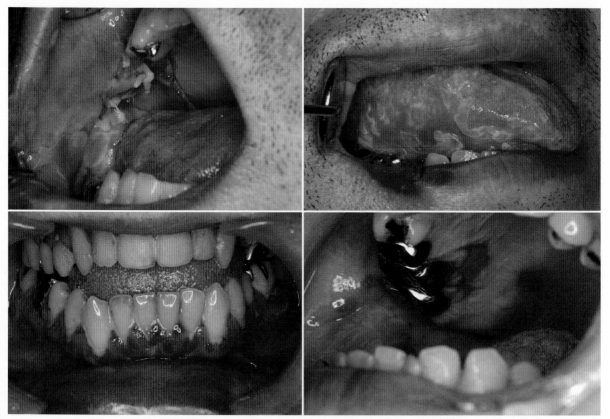

図 1. 中等度～高度の病変を伴う尋常性天疱瘡患者の口腔粘膜所見

水疱が観察されることは稀で，ほとんどはびらん・潰瘍として確認される．

a：頬粘膜　　　b：舌縁　　　c：歯槽粘膜　　　d：口蓋粘膜

a	b
c	d

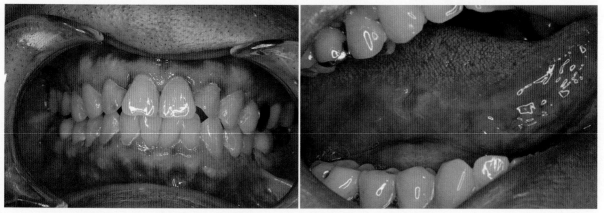

図 2. 軽度の病変を伴う尋常性天疱瘡患者の口腔粘膜所見

歯の辺縁歯肉に軽微な剥離性病変として認識されることが多い(a)．歯肉以外では，いわゆるアフタ性潰瘍として見過ごされることも多い(b：舌縁)．

a	b

イン[1]では，臨床的診断，病理組織学的診断および免疫学的診断項目に大別されており，いずれの項目においても口腔症状や検査が重要になる．特に口腔粘膜における生検は重要な位置を占めるが，その解剖学的な複雑性からときに困難になる．例えば歯槽歯肉部から生検を行う場合は粘膜直下が歯槽骨であり，骨の露出を伴うことがある．また，前歯部であればまだしも，臼歯部で生検を行う場合はメスなど道具の可動範囲が著しく制限され，ときに困難になる．また，頬粘膜など

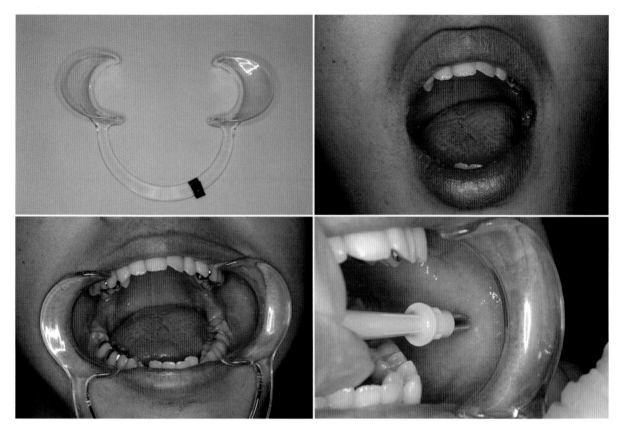

図 3. 水疱症の口腔粘膜生検に便利な器具

a | b
c | d

口腔処置に便利な口角鉤(a). 開口のみでは十分な視野が得られないが(b), 口角鉤を装着すると視野と張力が得られ(c), デルマパンチなどを併用することで粘膜の損傷を軽減することができる(d).

も弾性に富んでいるために十分な張力を保たないと切開がうまくいかない場合がある. さらにもともと脆弱な粘膜を生検する際に, 粘膜を固定するために鑷子などでつまむと, 容易に上皮が剝がれ落ちてしまい, 結果的に潰瘍形成という病理診断しか得られないことが少なくない.

そこで, 口腔粘膜より生検を行う際には, 正確な診断を得るためにも様々な器具を駆使し実施することが必要になる(図3). これらは後述する類天疱瘡, 後天性表皮水疱症などの疾患における生検にも共通の事項になる.

c) 治 療

PV の治療ではステロイドの全身投与をはじめとし, 免疫抑制剤の併用や大量 IVIG, 血漿交換などが全身治療として行われる. 一方, 局所療法として口腔で使用される外用薬ではデキサメタゾン(デキサメタゾン軟膏®)やベクロメタゾンプロピオン酸エステル(サルコート®)などが頻用され,

軽微な粘膜症状のみであれば外用薬のみで症状経過を観察できる症例もある. デキサメタゾン軟膏は, 就寝中に唾液分泌が減少することもあり, 就寝前に塗布すると有効性が高い. 塗布の際には綿棒で注意深く塗布するか, 指で患部に塗るように指導する. なお, 指で塗布する際には指サックなどを使用し, 直接指で塗布する際にはすぐに指を洗うなど, 合併症発現の軽減に努める. 口腔粘膜症状が重篤な際には, 疼痛により食事も困難な場合がある. そのような場合には食事前後の麻酔薬含有の含嗽剤の使用が有効である. 当院ではキシロカイン液, グリセリンおよびアズレンスルホン酸ナトリウム水和物(ハチアズレ®)の合剤を調合し使用している. 使用の際は含嗽(緩やかなぶくぶくゆすぎ)にとどめ, 過度な物理的刺激を粘膜に与えないようにする. また, ガラガラうがいは咽頭部の麻酔により誤嚥を誘発するため禁忌である.

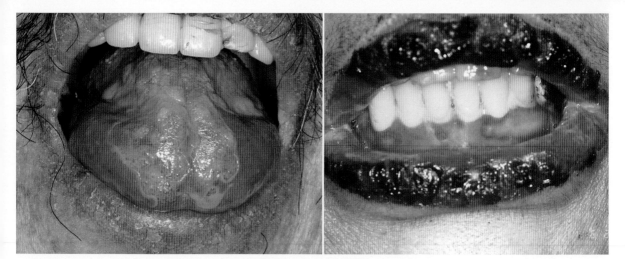

図 4. PNP の口腔症状　　　　　　　　　　　　　　　　a｜b
水疱形成後のびらん・潰瘍や白色調を呈する苔癬様の粘膜疹が舌にみられ(a)，
口唇には重篤な血痂の付着がみられる(b).

その他には，歯型を採取しマウスピースを作製後，その内面にステロイド軟膏を塗布して口腔内に装着する，口腔 ODT 療法などもときに有効である．しかし頬粘膜などの可動部には不向きで，適応症としては歯肉病変に限られ，使用にあたってはマウスピース自体が物理的刺激にならないように細心の注意が必要になる．

2. 腫瘍随伴性天疱瘡

a）臨床所見

PNP は皮膚および口腔粘膜ともに多彩な症状を呈する．口腔粘膜においては水疱形成のみならず，口腔扁平苔癬にみられる苔癬様粘膜疹を伴う場合がある(図 4-a)．PNP では，PV と同様の液性免疫機序による細胞接着障害に加え，細胞性免疫機序により境界面の皮膚粘膜炎が生じ，苔癬様の粘膜疹が惹起されるためと考えられている．さらに PNP の口腔における臨床症状の特徴として，口唇での重篤な血痂形成がある(図 4-b)．その症状発現機序の詳細は不明であるが，多くの PNP 症例で重篤な口唇の血痂形成した症例の報告がある[2)3)]．PNP における口腔粘膜疹は一般的に難治で，皮膚症状が落ち着いた後も遷延することがある．

b）確定診断

PNP は一般に致死率が高く，特に口腔に初発する PNP の場合，初期には水疱形成を主体とする

場合もあるため，慎重に症状の推移を見守る必要がある[3)]．確定診断は皮膚の PNP の診断手順に準拠するが，前述したように多彩な粘膜疹と重篤な口唇の血痂形成などがみられた際には本疾患を疑う．口腔よりの生検などでは粘膜疹が重篤化して採取可能な部位が限局的になる場合があり，可及的早期に生検を実施することが望ましい．

c）治療

まずは随伴する腫瘍の治療が優先されるが，同時に PV の全身治療とともに症状に合わせた口腔の局所治療を行う必要がある．基本的には PV に準じて行う．

類天疱瘡群および後天性表皮水疱症

類天疱瘡群および後天性表皮水疱症(epidermolysis bullosa acquisita；EBA)は，表皮あるいは上皮基底膜部に自己抗体が沈着する表皮・上皮下水疱症である．類天疱瘡は，主に皮膚に水疱を形成する水疱性類天疱瘡(bullous pemphigoid；BP)と，粘膜中心に水疱を形成する粘膜類天疱瘡(mucous membrane pemphigoid；MMP)に分けられる．BP の標的抗原は 17 型コラーゲン(BP180)や BP230 で，MMP の標的抗原は主に 17 型コラーゲンやラミニン 332 になる．さらに EBA の標的抗原は係留線維である 7 型コラーゲンである．これらの標的抗原は表皮・上皮基底膜部に存

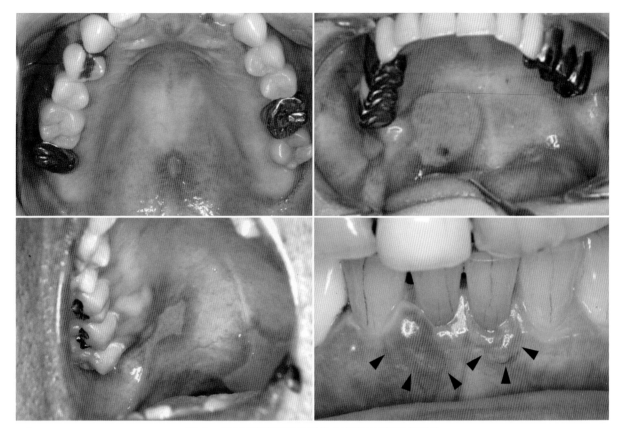

図 5. 抗基底膜部自己免疫性水疱症の口腔粘膜所見
一見すると視診のみでは鑑別することは難しい（a：MMP，b：BP，c：EBA）．
類天疱瘡では，ときに水疱形成を観察することができる（d：矢頭）．

在するが，天疱瘡と同様に臨床的な表現型は皮膚
と粘膜では異なることが多い．

a）臨床所見

BP，MMP および EBA における口腔粘膜疹の
発症頻度は，MMP が圧倒的に高い．BP では全症
例の 1～2 割程度が口腔症状を伴うとされ，EBA
はその発症自体の頻度が低い．いずれの疾患も口
腔粘膜のあらゆる部位に水疱が形成されるが，
MMP では歯肉粘膜が圧倒的に多く，次いで口蓋
粘膜や頬粘膜に発症することもある．一見すると
症状は似通っており，視診のみで鑑別することは
非常に難しい（図5-a～c）．天疱瘡と同様に水疱は
すぐに自壊するが，水疱蓋が厚いため，ときに緊
満性水疱や血疱として確認することができるのも
類天疱瘡の口腔症状の特徴である（図5-d）．

b）確定診断

診断には皮膚や粘膜における水疱やびらん・潰
瘍形成などの臨床症状，病理組織学的・免疫学的

所見が必要になる．基底膜部は類天疱瘡や表皮水
疱症の抗原蛋白が多数存在し，抗原によって予後
が異なる場合がある．そこで蛍光抗体法，ELISA
法，免疫ブロット法などが用いられるが，一部の
検査は限られた施設でのみ実施が可能な項目もあ
る．しかし，天疱瘡と同様に直接蛍光抗体法で自
己抗体，補体の沈着を証明することは確定診断に
おいて重要であるため，正確な検査結果が求めら
れる．

c）治療

症状に応じた全身治療が優先されるが，MMP
などではむしろ口腔粘膜症状が中心となるため，
口腔の局所治療は重要になる．軽症の場合は外用
ステロイドが単独で使用されることがある．
MMP では，軽症例に対するステロイド外用の有
効性の報告がある[4]．しかし，MMP や EBA の口
腔粘膜症状は難治な場合が多く，局所治療と並ん
で口腔ケアを含めたマネジメントも重要になる．

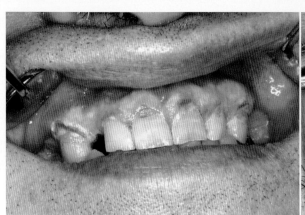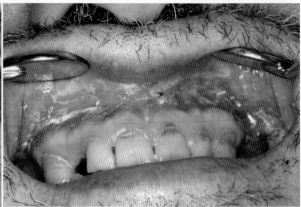

図 6. 水疱症患者に生じた偽膜性カンジダ症 a｜b

ステロイド全身投与導入前(a)と比べると，びらん・潰瘍は軽快しているものの，
口腔カンジダ症により白苔形成がみられる(b).

自己免疫性水疱症に共通する
口腔ケアと歯科治療

自己免疫性水疱症が口腔粘膜症状を伴う場合，口腔という特殊な環境に即したケアが必要になる．それには大きく全身治療としての，ステロイド導入前と導入後に分けると考えやすい．

1. 治療開始前に行うべきこと

a）治療開始前の口腔スクリーニングの重要性

天疱瘡，類天疱瘡では粘膜の脆弱性が生じることから，病勢が強い時期での歯科治療では，バキューム装置による唾液の吸引や歯科用器具の物理的刺激などが不可避なため，通常の歯科治療が困難になる．保存的な歯の治療で対応できるう蝕や歯周病などであれば，病勢が落ち着いた時期を見計らって処置を行えば問題ない．しかし抜歯などの外科的処置が必要なう蝕や歯周病は，治療前に処置を済ませるべきである．これはステロイド導入後の免疫抑制状態での外科処置が易感染性など，一定のリスクを伴うことになるからである．また後述するが，ステロイド性骨粗鬆症の予防・治療でビスホスホネート(bisphosphonate；BP)を代表とする骨代謝調節薬による顎骨壊死を予防する目的もある．そのため確定診断が下されれば直ちに歯科を受診し，口腔のスクリーニングを行う．通常，歯科でのスクリーニングには口腔全体の描出が可能なパノラマX線写真が用いられる

ことが多い．このX線写真はほとんどの歯科施設で導入されており，同条件で経時的な評価が可能なため，長期に治療が必要な水疱症患者の歯科治療には有用である．

b）薬剤関連顎骨壊死について

BP製剤を代表とする，bone modifying agents (BMA)により生じる，medication-related osteo-necrosis of the jaw(MRONJ)が近年クローズアップされている．MRONJは骨吸収を抑制する薬剤に関連して生じる顎骨の壊死のことで，BP投与患者で経口投与では10万人年あたりの発生率は1.04〜69人，静注投与では患者10万人年あたりの発生率は0〜90人とされ，経口投与での頻度は静脈投与に比べると低い[5]．しかし，副腎皮質ステロイド投与，口腔衛生状態の不良，歯周炎などはリスク因子とされ，投与開始後に抜歯や外科侵襲を加えることにより発症リスクは高くなる．そのため，水疱症の治療でステロイドの全身治療が導入される症例では注意が必要である．前述したようにステロイド治療導入前の治療の一環として，予防的に口腔スクリーニングを行い，必要な外科処置は治療開始前に済ませ，MRONJ発症の予防に努めるべきである．

2. 治療導入後に行うべきこと

a）口腔カンジダ症への対策について

ステロイドをはじめとする免疫抑制治療中に頻発する口腔の合併症に口腔カンジダ症がある．詳

細は他稿に譲るが，実臨床においては常に留意すべき疾患の1つである．症状としては剝離が可能な白苔形成を生じる偽膜性カンジダ症が代表的で，臨床症状と培養検査で診断されるが，皮膚科領域で行われる鏡検で早期診断が可能になる．口腔衛生状態を良好に保ちつつ，定期的な培養検査を行いながらモニタリングを行うことが必要である（図6）.

b）定期的な歯科受診と口腔ケア

口腔粘膜症状を伴う自己免疫性水疱症の臨床では，発症初期の診断から始まり，治療開始からときには長期にわたり歯科との関わりが必要になると考えられる．患者のQOLを維持するためには医科と歯科が緊密に連携し，治療の段階や症状の重症度に柔軟に対応しながら，診療を進めていく必要がある．

文　献

1）天谷雅行，谷川瑛子，清水智子ほか：日本皮膚科学会ガイドライン 天疱瘡診療ガイドライン．日皮会誌，**120**：1443-1460，2010.

2）藤田康平，佐藤英和，加藤　伸ほか：腫瘍随伴性天疱瘡6例の口腔症状に関する臨床的検討．日口腔内会誌，**23**：1-8，2017.

3）角田和之，三友啓介，佐藤英和ほか：口腔に発生した腫瘍随伴性天疱瘡の1例．日口腔外会誌，**60**：22-26，2014.

4）Arash A, Shirin L：The management of oral mucous membrane pemphigoid with dapsone and topical corticosteroid. *J Oral Pathol Med*, **37**：341-344, 2008.

5）米田俊之，萩野　浩，杉本利嗣ほか：骨吸収抑制薬関連顎骨壊死の病態と管理：顎骨壊死検討委員会ポジションペーパー 2016，顎骨壊死検討委員会，2016.

MB Derma, 304：76-82, 2021.

◆特集／口腔粘膜疾患のすべて

膠原病，血液疾患に伴う口腔粘膜病変

神部芳則*　　出光俊郎**

Key words：膠原病(collagen disease)，血液疾患(blood disease)，口腔粘膜病変(oral mucosal lesion)，鑑別疾患(differential disease)，オラドローム(oradrome)

Abstract　膠原病や血液疾患では口腔粘膜病変を合併する頻度が比較的高い．SLE では口腔扁平苔癬に類似した病変が生じ，特に口蓋粘膜の潰瘍は SLE の特徴である．DLE でも口唇や口蓋粘膜にびらん，紅斑や白斑が混在した病変を生じる．特に口唇の病変は悪性化のリスクがあり，WHO 分類では oral potentially malignant disorders(OPMDs，口腔潜在的悪性疾患)に含まれている．Sjögren 症候群では口腔粘膜が乾燥萎縮し，平滑舌を生じる．その他，血管炎や全身性硬化症(強皮症)でも特徴的な症状が現れる．鉄欠乏性貧血や悪性貧血でも舌乳頭の萎縮，平滑舌を生じる．特発性血小板減少症では多発する出血斑が特徴であり，再生不良性貧血や急性白血病では歯肉出血，歯肉潰瘍，歯肉壊死，歯肉腫脹などを生じ，これが初発症状となることがある．したがって，このような口腔粘膜病変の特徴を押さえておくことは極めて重要である．

はじめに

　様々な全身疾患に関連して口腔内にも病変が発生する(オラドローム)．膠原病や血液疾患でも口腔内に病変が生じることは稀ではない．膠原病では皮膚症状などの全身的な症状が既にみられることが多いが，口腔粘膜病変が診断の一助となることもある．Sjögren 症候群などは口腔症状が主体である．血液疾患の初発症状が口腔内に現れることがあり，急性白血病などは緊急対応も必要になるため，その特徴を押さえておくことは極めて重要である．

膠原病

　膠原病のなかで口腔粘膜病変を生じる頻度が高

い主な疾患について，粘膜病変の特徴，診断，対処法を記載する．

1．全身性エリテマトーデス(SLE)

a）粘膜病変の特徴

　口腔粘膜には潰瘍，小出血斑，紅斑，びらんなど多彩な病変が生じる．SLE 患者の 8～45％に口腔粘膜を伴うと報告されている．特に口蓋粘膜の潰瘍は SLE の特徴であり，SLE の診断基準に含まれる(図1)．潰瘍の周囲には毛細血管の拡張や白斑を伴っていることがあり，これらの症状は口腔扁平苔癬に類似していることから口腔苔癬様病変といわれる．鑑別疾患として，扁平苔癬，再発性アフタ，自己免疫性水疱症，ウイルス感染症などが挙げられる．

b）診　断

　SLE に特徴的な蝶形紅斑などの皮膚病変を含めた全身症状の精査に加え，自己抗体，免疫複合体，補体活性化などの免疫学的項目を含む血液検査の結果から SLE の診断基準に基づいて診断される．SLE と診断され，上記の特徴を示す粘膜症

＊　Yoshinori JINBU，〒329-2763 那須塩原市井口 537-3　国際医療福祉大学病院歯科口腔外科，教授
＊＊　Toshio DEMITSU，自治医科大学附属さいたま医療センター皮膚科，教授

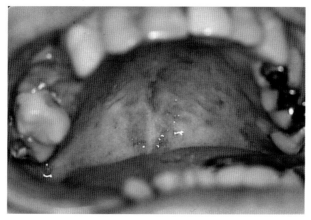

図 1. SLE における口蓋粘膜の潰瘍

状であれば SLE の粘膜病変と診断する．しかしながら，腫瘍性病変などが強く疑われる場合は生検を行う．

c）治　療

ステロイドや免疫抑制薬の全身投与が開始されると，口腔粘膜病変も改善する．SLE による粘膜病変では疼痛などの症状は比較的軽度であるが，必要に応じてステロイド含有軟膏の塗布やアズノール® 軟膏などを使用して保湿を行う．

2．慢性円板状エリテマトーデス（DLE）

a）粘膜病変の特徴

口唇や口蓋粘膜にびらん，紅斑や白斑が混在した口腔扁平苔癬に類似した病変を生じる．口腔粘膜に病変を生じる頻度は約 20％で，口唇が最も多い．灼熱感，乾燥感が強く，口唇の病変は日光の曝露で悪化する．DLE の口腔粘膜病変から上皮異形成や扁平上皮癌が発症することが報告されており，2017 年の WHO 分類では oral potentially malignant disorders（OPMDs，口腔潜在的悪性疾患）に含まれている．鑑別疾患は扁平苔癬，開口部プラズマ細胞症，日光口唇炎，有棘細胞癌などである．

b）診　断

皮膚病変の特徴，皮膚生検結果から DLE と診断されれば，DLE の粘膜病変が疑われるが，上記のように悪性化のリスクがあるため生検を行う必要がある．

c）治　療

ステロイド含有軟膏の塗布に加え，皮膚と同様に遮光剤を使用する．

3．Sjögren 症候群

a）粘膜病変の特徴

唾液の分泌量の低下による口腔粘膜の乾燥を生じる．舌乳頭が萎縮し平滑舌を呈する（図 2）．また，様々な程度の溝状舌（皺状舌）を合併する．唾液の分泌の低下により，う蝕や歯周病のリスクが高くなる．また，非特異的な口腔粘膜のびらんや潰瘍を生じたり，口腔カンジダ症を発症することも多い．逆行性感染により耳下腺や顎下腺の腫脹，疼痛を生じやすい．稀にリンパ上皮性病変や悪性リンパ腫を発生することがある（図 3）．

b）診　断

近年，口腔乾燥や舌のヒリヒリ感を訴える患者が増加している．口腔乾燥症の原因は様々であり適切な診断が重要である．舌背を含む口腔粘膜の萎縮性変化の有無，湿潤状態を確認する．ガムテストやサクソンテストを行い唾液の分泌量を測定する．抗 SSA 抗体，抗 SSB 抗体，抗核抗体，リウマチ因子を含む血液検査を行う．眼科医に依頼し，シルマーテスト，ローズベンガル試験を行いドライアイの有無を評価する．最も確実な検査が口唇生検で，下唇粘膜を切開し，小唾液腺を数個（4 個以上）切除して病理組織学的にリンパ球の浸潤を評価する．現在，Sjögren 症候群の診断基準は複数あり，内容に多少の違いがあるが，本邦では 1999 年　厚生労働省研究班による「Sjögren 症候群改訂診断基準」が使用されている（表 1〜3）．したがって，口腔外科領域では唾液腺機能の評価を

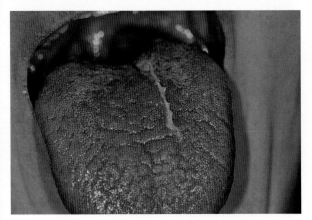

図 2. Sjögren 症候群における平滑舌
軽度の溝状舌を合併している．乾燥痰の付着がある．

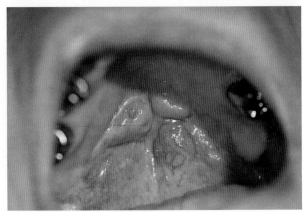

図 3. Sjögren 症候群の経過観察中に生じた
リンパ増殖性病変

表 1. Sjögren 症候群の厚生省改訂診断基準（1999 年）

```
1．生検病理組織検査で次のいずれかの陽性所見を認めること
  A）口唇腺組織 4 mm²あたり 1 focus（導管周囲に 50 個以上のリンパ球浸潤）以上
  B）涙腺組織 4 mm²あたり 1 focus（導管周囲に 50 個以上のリンパ球浸潤）以上
2．口腔検査で次のいずれかの陽性所見を認めること
  A）唾液腺造影で stage 1（直径 1 mm 未満の小点状陰影）以上の異常所見
  B）唾液分泌量低下（ガム試験にて 10 分間で 10 mL 以下またはサクソンテストにて 2 分間で 2 g 以下）があり，
    かつ唾液腺シンチグラフィにて機能低下の所見
3．眼科検査で次のいずれかの陽性所見を認めること
  A）Schirmer 試験で 5 分間に 5 mm 以下で，かつローズベンガル試験でスコア 3 以上
  B）Schirmer 試験で 5 分間に 5 mm 以下で，かつ蛍光色素（フルオレセイン）試験で陽性
4．血清検査で次のいずれかの陽性所見を認めること
  A）抗 SS-A 抗体陽性　　B）抗 SS-B 抗体陽性

【診断基準】
上記 4 項目のうち，いずれか 2 項目以上を満たす
```

目的に唾液造影検査，MRI，超音波検査，核医学検査（唾液腺シンチグラム）などが追加されることが多い．

c）治　療

Sjögren 症候群と診断された場合は，唾液分泌の促進を目的に薬物療法が行われる．現在，保険適用になっているセビメリン塩酸塩（サリグレン®），ピロカルピン塩酸塩（サラジェン®）があり，唾液分泌量の増加，自覚症状の改善が示されている．しかし，これらの薬物には禁忌症や併用注意が定められていること，多汗や嘔気などの副作用もあり，投薬にあたり注意が必要である．

局所的には人口唾液（サリベート®），アズノール®うがい液，アズノール®軟膏や市販の保湿剤，洗口剤，湿潤剤のゲル，リキッドなどを用いて粘膜の保護，保湿を行う．唾液の減少によって口腔清掃状態が不良になりやすく，う蝕の多発，歯周病の悪化，口腔カンジダ症の発生などを生じるリスクがあるため，定期的に口腔ケアと口腔内の診察が必要になる．

その他，血管炎でも口腔粘膜にびらん，潰瘍，紅斑などを生じる．特に **Wegener 肉芽腫症**では口腔内にびらん，潰瘍を生じ，口蓋では骨破壊を伴う深い潰瘍が特徴である（図 4）．また，歯間乳頭部歯肉の増殖を伴う歯肉炎は strawberry gum と呼ばれ，Wegener 肉芽腫症に特徴的な口腔内所見である．さらに，口唇や耳下腺の腫脹を生じた報告がある．ステロイド，免疫抑制薬の投与によって症状は改善する．**全身性硬化症（強皮症）**では舌小帯の線維化，短縮が報告されている（図 5）．

膠原病の治療にはステロイドや免疫抑制薬が投

表 2. Sjögren 症候群のアメリカ・ヨーロッパ改訂分類基準(2002 年)

I. 眼症状(下記の質問 3 項目中 1 項目以上)
　　a) 3 か月以上毎日ドライアイに悩まされていますか?　　　b) 目に砂や砂利が入った感じが繰り返しますか?
　　c) 目薬を 1 日に 3 回以上使いますか?
II. 口腔症状(下記の質問 3 項目中 1 項目以上)
　　a) 口の乾きが 3 か月以上毎日続いていますか?　　b) 唾液腺が繰り返しあるいは常時腫れますか?
　　c) 乾いた食物を飲み込む際にしばしば水を飲みますか?
III. 眼所見(下記の眼他覚所見 2 項目中 1 項目以上が陽性)
　　a) Schirmer 試験(5 分間 5 mm 以下)　　b) ローズベンガル試験(van Bijsterveld score 4 以上)
IV. 病理組織学的所見
　　口唇小唾液腺組織所見で focus score 1 以上(1 個の focus は少なくとも 50 個の単核球の集積をいう. Focus score は
　　腺組織 4 mm² 内に認められる focus の数を示す)
V. 唾液腺所見(下記の唾液腺他覚所見 3 項目中 1 項目以上が陽性)
　　a) 唾液腺シンチグラフィー　　b) 耳下腺造影　　c) 無刺激下での唾液分泌の低下(15 分間で 1.5 mL 以下)
VI. 血清自己抗体の存在(下記の項目中 1 項目以上が陽性)
　　a) 抗 SS-A 抗体　　b) 抗 SS-B 抗体

【診　断】
原発性 SS: a) 他疾患の合併がなく, 上記 6 項目中 4 項目を満たす場合(ただし, IV あるいは VI が陽性の場合)
　　　　　　b) 客観的所見 4 項目(III, IV, V, VI)のうち 3 項目を満たす場合
二次性 SS: 他疾患の合併(膠原病など)があり, 項目 I または II と項目 III, IV, V の 2 項目を満たす場合
【除外基準】
頭頸部に放射線治療を受けた既往のある者, C 型肝炎, すでに存在するリンパ腫, AIDS, サルコイドーシス, 移植片対
宿主病, 抗コリン作動性薬の使用

表 3. Sjögren 症候群のアメリカリウマチ学会分類基準

1. 抗 SS-A 抗体または抗 SS-B 抗体陽性
　　あるいはリウマトイド因子陽性かつ抗核抗体 320 倍以上
2. 口唇唾液腺生検で focus score 1 以上
3. 染色 score 3 以上の乾燥性角結膜炎*

上記 3 項目中, 2 項目以上を満たす場合, SS と分類する
【除外基準】
頭頸部に放射線治療を受けた既往のある者, C 型肝炎, AIDS, サルコイドーシス, アミロイドーシス,
移植片対宿主病, IgG4 関連疾患

*: 角膜は蛍光色素染色, 結膜はリサミングリーン染色, 0〜12 点/片眼のスコアリングシステム

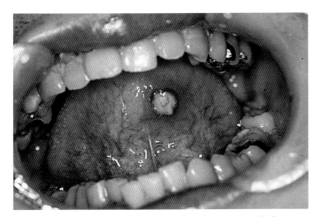

図 4. Wegener 肉芽腫症に生じた舌下面の潰瘍

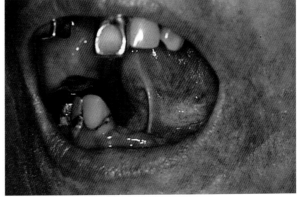

図 5. 全身性硬化症(強皮症)における
舌小帯の線維化

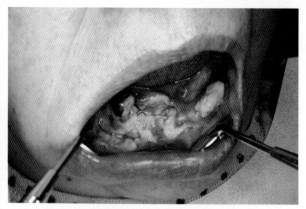

図 6. リウマチに対する MTX 治療中に生じた
　　　リンパ増殖性疾患

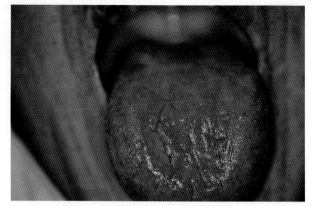

図 7. 悪性貧血における Hunter 舌炎

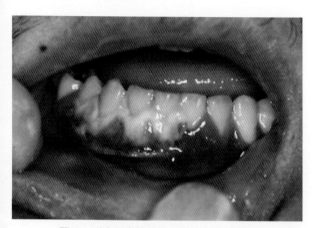

図 8. 再生不良性貧血で生じた歯肉壊死

与されることが多く，これらの薬物の影響で口腔
カンジダ症，ウイルス感染症，歯周病などの慢性
炎症の急性化などを生じるため，継続した口腔衛
生管理が望ましい．また，**リウマチ**で使用される
MTX は比較的大きな潰瘍や苔癬様病変，リンパ
増殖性疾患など多彩な病変を口腔粘膜に生じるた
め，そのような病変については口腔外科専門医の
診察が必要になる(図6).

血液疾患

　血液疾患の初発症状が口腔内に生じることは稀
ではない．貧血で生じる平滑舌のほか，血液疾患
でみられる主な口腔粘膜症状は歯肉出血，出血
斑，潰瘍，歯肉腫脹などである．内科的な治療が
必要になるが，出血などに対しては歯科的処置も
必要になる．口腔内の症状が局所的な原因による
ものか血液疾患などの全身疾患に起因するか見極

める必要がある．

1．赤血球系疾患

a）粘膜病変の特徴

　鉄欠乏性貧血：口腔粘膜の萎縮が強く，平滑舌
を生じる．口角亀裂，口角炎も生じやすい．舌の
灼熱感，嚥下障害を伴う場合は Plummer-Vinson
症候群と呼ばれる．

　巨赤芽球性貧血(悪性貧血)：舌の灼熱感が強
く，味覚異常を訴えることも多い．舌乳頭の萎縮
による平滑舌を呈する．舌背は発赤を帯びていて
Hunter 舌炎と呼ばれる(図7).

　再生不良性貧血：貧血の症状よりは血小板減少
に伴う歯肉からの出血を生じることが多い．血餅
の形成が悪く，じわじわとにじむような出血が持
続する．白血球の減少が著しい場合は歯肉の潰瘍
や壊死を伴う(図8).

b）診　断

　平滑舌は上記の貧血のほかに，Sjögren 症候群
など様々な原因による口腔乾燥症，萎縮性(紅斑)
カンジダ症でも生じる．皮膚を含む全身症状，唾
液の分泌量の検査，細菌培養検査，顕微鏡検査，
血液検査で鑑別診断を行う．

　口腔内に出血を認めた場合は出血の部位を明確
にする．多くは歯肉出血で，歯周ポケット(歯と歯
肉の境目)からの出血であり，範囲が多数歯に及
ぶ場合は血液疾患が疑われる．舌や頬粘膜からの
出血では咬傷や潰瘍からが多く，周辺粘膜の出血
斑の有無や，不適合な義歯などの局所的な原因の
有無，潰瘍の場合は潰瘍面の性状，硬結の有無な

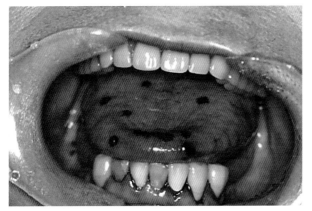

図 9. 特発性血小板減少性紫斑病で特徴的な，
多発する出血斑

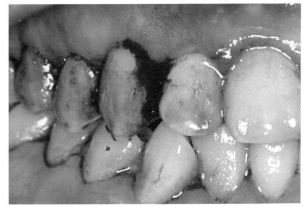

図 10. 急性白血病（急性骨髄性）における歯肉出血

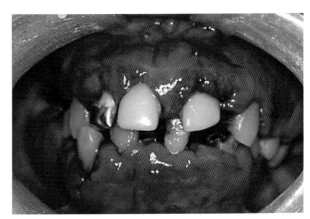

図 11. 白血病細胞の歯肉浸潤（急性骨髄性白血病）

どを触診する．潰瘍が広範囲に及ぶ場合や多発している場合は全身性の疾患が疑われる．

c）治療

鉄欠乏性貧血，悪性貧血ではそれぞれ鉄剤，ビタミン B_{12} の投与で比較的早期に舌乳頭は再生する．再生不良性貧血では，出血に対しては止血シーネや歯周包帯剤などを用いた歯科的な治療が必要になる．また，口腔内を清潔に保つことが重要であり，専門的な口腔衛生管理を行う．

2．出血・血栓性疾患

a）粘膜病変の特徴

歯肉出血や口腔粘膜の多発する出血斑，血腫が主な口腔症状であるが，疾患により症状に特徴がある．

特発性血小板減少性紫斑病では多発する点状〜斑状出血，血腫を特徴とする．血小板数が $1 \times 10^4/$ μL 以下で点状の出血斑を生じ，さらに血小板が減少すると大きな血腫を形成する（図 9）．

血友病では乳歯と永久歯の交換時期や外傷などにより持続的な出血を生じる．圧迫などで一度止血しても血餅の周囲あるいは内部から再出血することが多い．粘膜表層の出血斑よりは咬筋内など筋肉内や深部での出血を生じる．

von Willebrand 病など様々な出血性疾患で歯肉出血を生じる．血小板の減少を伴う場合は圧迫での一次止血が得られず，血餅の形成が悪くじわじわと滲むような出血が持続する．凝固異常では一時的に止血するが，しばらくして血餅の周囲や内部から出血が持続する．

慢性 DIC では微細な外傷などでも出血が持続し，圧迫や縫合でも止血しない．

b）診断

上記の症状に加えて，既往歴，血液検査で診断を確定する．

c）治療

歯肉出血には止血シーネや歯周包帯剤などを用いた歯科的な治療を行うが，必要により凝固因子を補充して止血処置を行う．

3．造血器腫瘍

a）粘膜病変の特徴

急性白血病では血小板の減少による歯肉出血，紫斑，貧血による歯肉蒼白，白血球減少による歯肉や粘膜の壊死，潰瘍形成，また，慢性炎症の急性化などを生じる（図 10）．急性骨髄性白血病では白血病細胞の歯肉浸潤による歯肉腫脹が特徴的である（図 11）．この症状は口腔清掃状態が不良で，歯周病が進行している患者で症状が顕著になる．

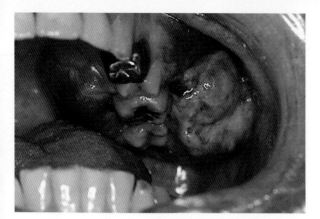

図 12. 悪性リンパ腫での潰瘍を伴う腫瘤

稀に口腔粘膜に**悪性リンパ腫**が発生し，腫瘤を伴った深い潰瘍を形成する（図12）．顎骨に生じた場合は骨破壊が顕著で下顎の場合は早期にオトガイ神経麻痺を生じるが，痛みは軽度であり，触診でも通常のがんよりは柔らかく弾性がある．

b）診断

広範囲にわたる歯肉出血，壊死や潰瘍の形成は血液疾患など全身疾患を疑う．全身的な症状の有無も踏まえて直ちに血液検査を行い，血液学的に診断する．急性骨髄性白血病の診断で白血病細胞の歯肉浸潤が疑われる場合，血液科専門医と協議のうえで必要があれば生検を行い，病理組織学的に確認する．

深い潰瘍を伴う腫瘤性病変については早期に生検を行う．

c）治療

血液科の治療に併せて，専門的な口腔衛生管理が必要になる．

結語

膠原病や血液疾患を含めた全身性疾患に関連した口腔病変（オラドローム）に遭遇した場合は皮膚科医と歯科医の連携が重要であり，それぞれの知識，検査法などを駆使して早急に適切な診断を下す必要がある．

文献

1) 神部芳則，出光俊郎（著），草間幹夫（監）：日常診療に役立つ全身疾患関連の口腔粘膜病変アトラス，医療文化社，2011.
2) 神部芳則，出光俊郎，槻木恵一（編著）：臨床家のための口腔粘膜疾患 check point，第1版第3刷，医歯薬出版，2019.
3) 出光俊郎（編）：カラーアトラス 皮膚症状110症例でみる内科疾患，日本医事新報社，2018.

MB Derma, 304：83-93, 2021.

◆特集／口腔粘膜疾患のすべて

口腔粘膜の腫瘍性病変

野村武史*

Key words：口腔癌(oral cancer)，扁平上皮癌(squamous cell carcinoma)，口腔潜在的悪性疾患
(oral potentially malignant dysorders；OPMDs)，白板症(leukoplakia)，口腔上皮性異形成(oral
epithelial dysplasia；OED)，悪性黒色腫(malignant melanoma)

Abstract 口腔粘膜は表皮と同様に重層扁平上皮からなり，発生する悪性病変の90%以
上は扁平上皮癌(口腔癌)である．口腔癌は，一般に多段階発がんの過程を経て発症するた
め，口腔癌の前駆状態について理解する必要がある．口腔癌の発症リスクの高い疾患とし
て，WHOは2017年に口腔潜在的悪性疾患の概念を提唱した．また，病理組織学的に上皮
性異形成を呈する腫瘍性病変は，悪性転化を念頭に置き治療方針を決定する必要がある．
口腔癌以外には，悪性唾液腺腫瘍，肉腫，そして稀ではあるがメラノサイト系腫瘍である
悪性黒色腫が発症することもあり，それぞれ鑑別が重要となる．

はじめに

世界保健機関(WHO)の疾病国際統計分類
(international classification of diseases；ICD)に
よると，口腔癌は，舌(舌前2/3)，上下歯肉，頬
粘膜，口底，硬口蓋に発生した悪性腫瘍と定義さ
れている．口腔粘膜は重層扁平上皮で被覆されて
いるため，口腔に発生する腫瘍性病変の90%以上
が重層扁平上皮癌である．口腔粘膜は，皮膚のよ
うにコラーゲンやエラスチンに富む真皮は存在せ
ず，また消化管粘膜のように粘膜筋板も存在しな
い．このため，腫瘍性病変は上皮の基底膜を越え
ると，容易に顎骨や筋肉など隣接臓器に浸潤する
という特徴を持つ．また，多くは脈管浸潤，リン
パ管浸潤あるいは神経浸潤を伴うため，早期に頸
部リンパ節や他臓器に転移する．扁平上皮癌以外
にも頻度は低いが，悪性唾液腺腫瘍や肉腫，そし
てメラノサイト系腫瘍である悪性黒色腫も発症す
る．本稿では，口腔粘膜に発症する腫瘍性病変の

* Takeshi NOMURA, 〒272-8513 市川市菅野
5-11-13 東京歯科大学口腔腫瘍外科学講座/
口腔がんセンター，教授

代表である口腔扁平上皮癌(口腔癌)と鑑別が必要
な口腔癌の前駆症状について，そしてメラノサイ
ト系腫瘍である口腔原発の悪性黒色腫について解
説する．

口腔に発生するケラチノサイト系腫瘍

1．口腔癌の疫学

我が国では，近年の急速な高齢化に伴い口腔癌
は増加傾向にある．国立がん研究センターの疫学
統計によると，現在我が国では口腔・咽頭癌は毎
年約18,000人程度が罹患し，7,000人程度が死亡
している[1]．過去14年間に東京歯科大学口腔がん
センターを受診した口腔癌初診患者の部位別およ
びstage別の集計結果を図1に示す[2]．この結果で
は，舌癌が最も多く，次いで下歯肉癌，上歯肉癌
の順であった．またstage別にみると，初診時に
来院する口腔癌患者はstage Ⅳの進行癌が最も高
かった．Stage別では，stage Ⅰの累積5年生存率
が97.4%なのに対し，stage Ⅳでは75.9%であっ
た．口腔癌の2大リスク因子は喫煙と飲酒であり，
同じリスク因子を持つ咽頭癌や食道癌，肺癌との
重複癌が多いことが明らかとなっている(field

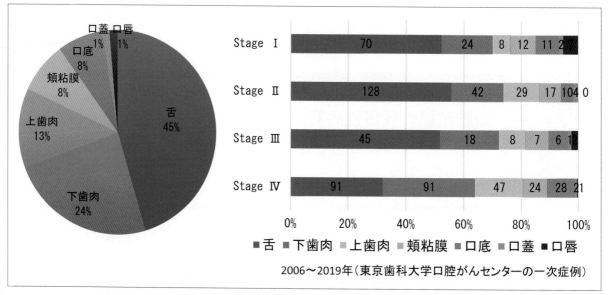

図 1. 口腔癌の部位別および stage 別分類（n＝735）

cancerization）．我々の調査では，全口腔癌一次症例の患者の9.3%に重複癌を認めた[3]．口腔癌は，高齢者や男性に多い悪性腫瘍である．しかし近年，若年者や女性の口腔癌患者の割合が増加していることが，多くの調査で明らかとなっている[4)5]．

2．口腔癌の臨床・病理学的特徴

代表的な口腔癌の臨床所見を示す（図2）．肉眼的な特徴として，表面の色調変化（白色および紅色），粘膜の辺縁不整，表面粗造な紅白色病変として認められる．また触診により硬結を触れる．自覚症状はほとんど認めない．ただ進行すると，疼痛や出血，知覚異常に伴う摂食障害，開口障害などの機能障害が発現する．口腔癌の診断は通常，細胞診と組織診が行われる．細胞診は口腔内の病変に対し，鋭匙や歯間ブラシ，婦人科頸管ブラシなどを用いて患部から直接擦過する擦過細胞診が主体である．パパニコロウ染色法により，オレンジグリーン好性の角化細胞とライトグリーン好性の深層細胞からなる高度な異型細胞の出現を認める（図3-a）．組織診は，隣接する組織を含めて病変の一部を切除する生検が行われる．H-E染色による病理所見は，細胞の異角化と多数の角質球（癌真珠）からなる大小の腫瘍胞巣の出現である（図3-b）．また，悪性度評価として，腫瘍細胞の分化勾配の有無，癌真珠の有無，角化傾向の程度，

細胞間橋の有無，核細胞質比などから低分化，中分化，高分化型扁平上皮癌に分類する．また，進行がんではリンパ管浸潤，脈管浸潤や神経浸潤が高頻度に認められ，予後因子として重要視されている．さらに最近では，2018年のAmerican Joint Committee of Cancer（AJCC）のCancer Staging Manual（第8版）において，癌の深達度や浸潤先端部での浸潤様式（worst pattern of invasion；WPOI）が後発転移や治療後の予後因子として注視されている[6]．

3．口腔癌の治療

口腔癌の治療は，他臓器癌と同様に外科的切除，放射線治療，がん化学療法が行われる．近年，放射線治療やがん化学療法の進歩により，摂食障害，発音障害，審美障害などの大きな機能障害をきたすような進行癌症例においては，手術を選択しないことが多くなった．しかし，根治を得るために現在でも口腔癌治療の第一選択は外科的切除である．治療法の選択は，口腔癌の発生部位，大きさ，病理組織診断，転移の有無によって決定し，それぞれの治療法を単独あるいは併用して行う．口腔癌は高頻度に頸部リンパ節に転移するため，予防的頸部郭清術が行われる．また，口腔癌切除後は，舌や顎骨，顔面の一部が失われるため，他部位の皮膚・筋肉・骨（前腕皮弁，腹直筋皮弁，腓

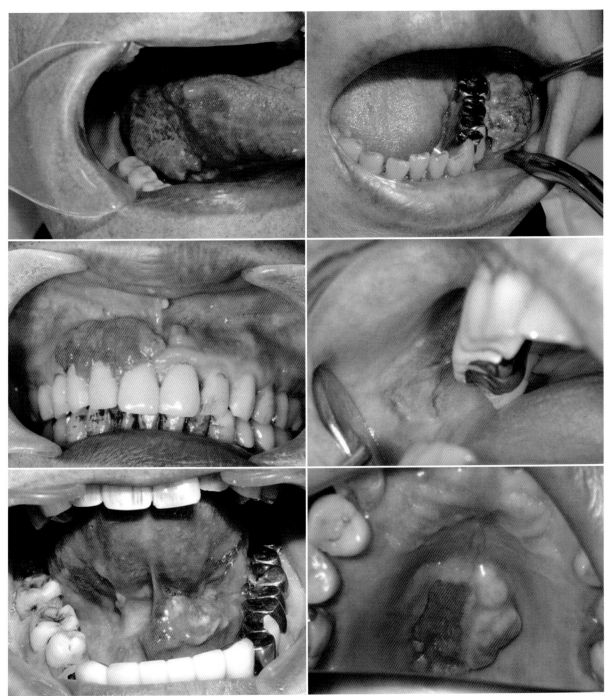

図 2. 代表的な口腔癌

a：舌癌（74 歳，男性．Stage Ⅳa）
b：下歯肉癌（62 歳，女性．Stage Ⅳa）
c：上歯肉癌（58 歳，男性．Stage Ⅱ）
d：頬粘膜癌（64 歳，男性．Stage Ⅱ）
e：口底癌（68 歳，男性．Stage Ⅱ）
f：口蓋癌（62 歳，女性．Stage Ⅰ）

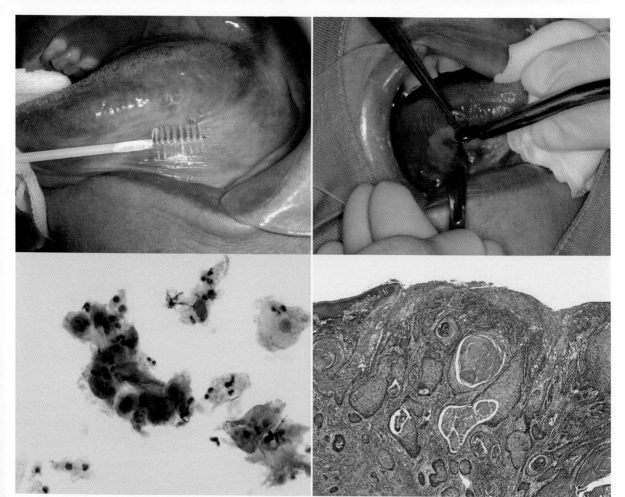

図 3. 口腔癌の診断に必要な検査. 下段が病理写真でいずれも扁平上皮癌
（病理写真は東京歯科大学市川総合病院臨床検査科　橋本和彦先生のご厚意による）
　　a：細胞診 Pap 染色，LBC 法　　　b：組織診 H-E 染色（弱拡大）

a | b

骨皮弁）を用いた再建手術を併用し，術後の機能
回復に努める（図 4-a）．また，歯科インプラント
や顎義歯による顎補綴再建も必要に応じて行う
（図 4-b）．近年では，腫瘍にのみ線量を集中させ
る強度変調放射線治療（intensity modulated radi-
ation therapy；IMRT）や，シスプラチンを腫瘍の
栄養動脈に選択的に注入する超選択的動注化学放
射線療法（radiotherapy and concomitant intraar-
terial cisplatin；RADPLAT）が登場し，手術によ
らない治療法も積極的に行われている（図 4-c）[7]．
また，がん化学療法もシスプラチンを中心とした
従来の殺細胞性抗がん薬から，上皮成長因子受容
体（EGFR）を標的とした抗 EGFR 抗体セツキシマ
ブや，ヒト型抗ヒト PD-1 モノクローナル抗体で

あるニボルマブやペムブロリズマブが登場し，プ
ラチナ耐性口腔癌患者の治療に分子標的薬が多く
用いられるようになった．

4．口腔潜在的悪性疾患（oral potentially
malignant disorders；OPMDs）

口腔癌の前駆症状として，2017 年の WHO 国際
分類で新たな臨床的疾患概念として口腔潜在的悪
性疾患（oral potentially malignant disorders；
OPMDs）が記載された[8]．OPMDs は 12 の疾患群
からなり，これらは口腔癌を発症する可能性が高
いため注意深い経過観察が推奨される（表 1）．た
だし，このなかの多くの疾患は地域特異性が高
く，我が国ではあまり遭遇しない疾患も多く含ま
れる．我が国で比較的よく遭遇し，口腔癌を早期

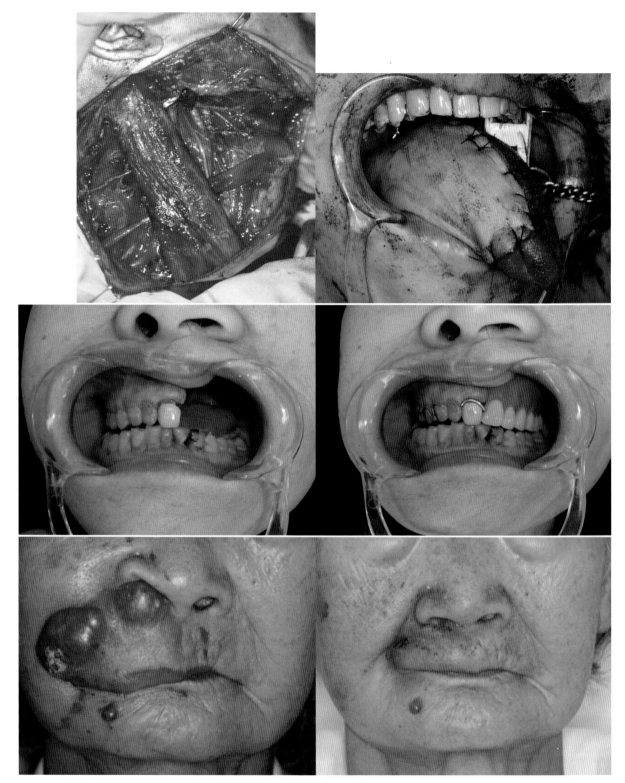

図 4. 口腔癌の治療

a：左は頸部郭清術，右は舌癌に対し舌半側切除後に行った前腕皮弁による再建術

b：上顎癌に対する顎切除後の顎補綴再建

c：局所進行頬粘膜癌に対する超選択的動注化学放射線療法（RADPLAT 法）．CDDP 100 mg/m² 2 コース ＋RT 65.0 Gy

表 1. 口腔潜在的悪性疾患（OPMDs）（文献 8 を改変）

Erythroplakia	紅板症
Erythroleukoplakia	紅板白板症
Leukoplakia	白板症
Oral submucous fibrosis	口腔粘膜下線維腫症
Dyskeratosis congenita	先天性角化不全症（遺伝疾患）
Smokeless tobacco keratosis	Smokeless tobacco による角化症
Palatal Lesions associated with reverse smoking	リバーススモーキングによる口蓋病変
Chronic candidiasis	慢性カンジダ症
Lichen planus	口腔扁平苔癬
Discoid lupus erythematosus	円板状エリテマトーデス
Syphilitic glossitis	梅毒性舌炎
Actinic keratosis（lip only）	光線角化症（口唇のみ）

発見するために注意しなければならないのは，白板症，紅板白板症，紅板症，口腔扁平苔癬，慢性カンジダ症である．口腔扁平苔癬は，我が国でも比較的頻度の高い重要な口腔粘膜疾患であり，癌化率は 0～3.5％程度といわれている．しかし，白板症や紅板白板症，紅板症とは異なり，細胞異型や構造異型といった，病理組織学的異常を伴う腫瘍性変化は認められず，癌化を示唆する分子学的メカニズムは明らかになっていない．現在のところ，口腔癌の前駆病変として最も重要であるのは白板症である．代表的な白板症，紅板白板症および紅板症を図 5 に示す．白板症と紅板白板症については，経過観察中に悪性転化した症例を提示する（図 5-a, b）．

5．白板症

OPMDs のなかで，発症頻度，悪性化率の高さから，白板症が最重要疾患であることは間違いない．白板症は臨床病名で，「口腔粘膜に生じた摩擦によって除去できない白色の板状あるいは斑状の角化性病変で臨床的あるいは病理組織学的に他のいかなる疾患にも分類されないような白斑」と定義されている（1978 年 WHO）．また，白板症は臨床所見から均一型と不均一型に分類される．2017年の WHO 国際分類によると，白板症の癌化率は約 7.7％（6.3～11.0％）である[8]．また，白板症を発見してから癌化するまでの期間は平均 5.6 年（4～9 年）である．2009 年に報告された systematic review では，癌化しやすい白板症の特徴として上皮性異形成を伴った白板症を挙げている[9]．上皮性異形性を伴った場合の白板症の癌化率は 15.3％（7.1～24.1％）と，通常の白板症よりも 2 倍近くになると報告されている．またその他に，① 女性であること，② 長期経過している症例，③ 非喫煙者，④ 舌か口底に発生したもの，⑤ サイズが 200 mm^2 より大きいもの，⑥ 不均一型（白斑と紅斑が混在しているもの），⑦ カンジダ症を伴っているものが挙げられている[8]．2017 年 WHO 国際分類では紅板白板症を OPMDs の 1 つとして記載されているが，我が国では長いこと白板症の不均一型として理解されてきたという経緯がある．

6．口腔上皮性異形成（oral epithelial dysplasia；OED）

口腔の腫瘍性病変は，他臓器癌と同様に癌遺伝子の活性化や癌抑制遺伝子の不活化を伴い発症することが知られている．すなわち，DNA の損傷と，複製ミスによるイニシエーション，慢性的な刺激に伴う細胞の変化プロモーション，そして分裂増殖活性の高い異型細胞が出現するプログレッションの過程を経て口腔癌が発症する．このがん化する過程を多段階発癌と呼び，この概念が口腔癌の早期発見に重要であると考えられている（図 6）．多段階の初期反応として，喫煙や飲酒，不適合な義歯やう蝕歯の鋭縁，口腔衛生状態の悪化（細菌感染）などによる慢性刺激の曝露から始まる．口腔粘膜は繰り返しの刺激を受けると反応性に細胞増殖を起こし，過形成（hyperplasia）とな

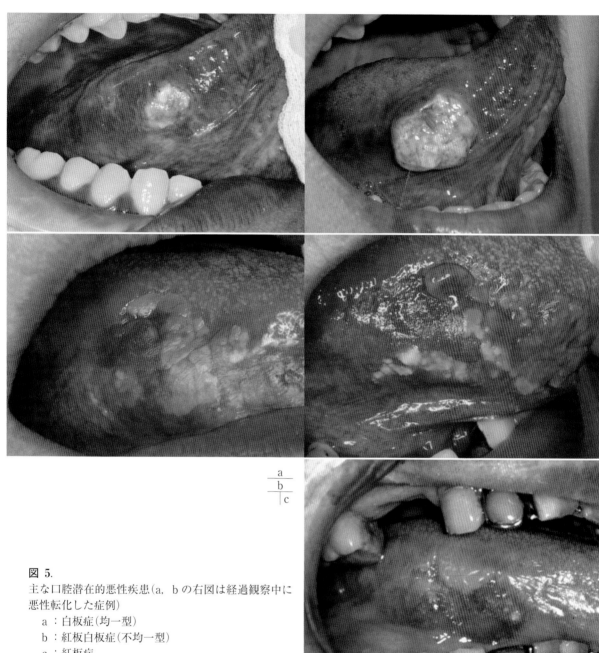

図 5.
主な口腔潜在的悪性疾患(a, b の右図は経過観察中に
悪性転化した症例)
  a：白板症(均一型)
  b：紅板白板症(不均一型)
  c：紅板症

る．過形成は過角化(hyperketratosis)と棘細胞層
の肥厚(acanthosis)からなり，この時点で肉眼的
には白斑を呈する．その後，さらに長期間刺激に
曝露されると遺伝子損傷が起こり，修復を繰り返
すうちにミスマッチをきたし，分裂増殖活性の高
い異型細胞が出現する．この状態を上皮性異形成
(oral epithelial dysplasia；OED)と呼び，腫瘍性
変化に移行する．この状態では，まだ異型細胞が

上皮内とどまっており，基底膜を破壊，浸潤増殖
するまでには至っていないものの，既に多くの研
究でがん抑制遺伝子の機能喪失(染色体3p および
9p 領域のヘテロ接合性の消失)を認めることが報
告されている[10]．また，増殖能マーカー(Ki-67,
PCNA)や，癌抑制遺伝子の変異マーカー(p53)，
悪性化に伴うサイトケラチン発現マーカー(cyto-
keratin 17)の過剰発現が認められ，非可逆的な腫

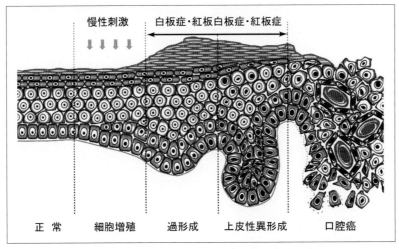

正　常　　細胞増殖　　過形成　　上皮性異形成　　口腔癌

図 6. 口腔癌における多段階発癌の概念図

瘍性変化であることが判明している[11]. この多段階発がんを示す OPMDs は, 現在のところ白板症, 紅板白板症, 紅板症の 3 つである. もう 1 つ臨床的に重要なのは, OED が病理学的に構造異型(扁平上皮としての分化異常)および細胞異型(細胞増殖や代謝異常の存在する上皮層のレベル)により 3 つに分類されていることである. すなわち, 口腔粘膜上皮内に細胞異型の占める割合が 1/3 以内の軽度(mild), 軽度と高度の中間である中等度(moderate), そして 2/3 以上を占める高度(severe)である(図 7). 従来はこの 3 分類法で治療方針を決定してきた. しかし, この 3 分類法は病理医間での再現性が乏しいことから, 2017 年 WHO 分類で 2 分類案(low grade と high grade)が提示された[12)13]. 現在, 3 分類法と 2 分類法どちらを用いるかについては明確には規定しておらず, 口腔癌取扱い規約第 2 版でも, 「2 分類法がより望ましいものの, 3 分類法も可とする」という記載にとどまっている[14]. もう 1 つ, 以前より用いてきた上皮内癌(carcinoma *in situ*)については, 2017 年の WHO 国際分類では high grade dysplasia と同義語であると記載されているが, 我が国ではがん登録上, この呼称を継承している. 臨床的には, 一般に上皮性異形成が高度になるに従い, 粘膜の表面は粗造となり, 白斑と紅斑が混在する(紅板白板症または不均一型白板症). そして肉眼的に紅斑が大勢を占め, 鮮紅色(ビロード状)となり, 擦過により容易に出血するようになると

紅板症と近似の所見となる. 紅板症は既に高度上皮性異形成あるいは上皮内癌の状態といわれ, 悪性化率が 14.3〜50.0% と OPMDs のなかで最も高い. したがって, 紅板白板症や紅板症の治療方針は切除が原則となる. 最重要疾患である白板症は, 経過観察か切除のどちらかを選択することになるが, これは上皮性異形成の程度で決定する.

メラノサイト由来の腫瘍

メラノサイト(melanocyte:色素細胞)は神経堤(外胚葉)由来の遊走枝状の細胞で基底層に分布する. メラノサイトは, 皮膚と比べ口腔粘膜は存在量が少ないものの, 食道粘膜上皮と比べると多いことが知られている[15]. 悪性黒色腫は, 神経堤起源であるメラノサイト由来の悪性腫瘍であり, 主に皮膚, 口腔, 鼻腔粘膜, 眼などに発生し, これらの原発巣が全体の約 80% を占める. 口腔原発の悪性黒色腫は, 性差はなく 40 歳以上の中高年に多いといわれている[15]. 口腔領域の悪性黒色腫は, 全悪性黒色腫中の 7.5〜12.4% 程度である. 部位としては上歯肉, 口蓋粘膜, 口唇粘膜に多く分布し, 悪性黒色腫の好発部位となっている. 口腔粘膜の色素系疾患の診断にダーモスコピーを用いることはなく, 従前より肉眼での判断が重要視されている. その診断根拠は皮膚と同様, ABCD ルール(asymmetry;不規則性, border irregularity;境界不明瞭, color variation;色調多彩, diameter enlargement;拡大傾向)が基本となる. 鑑別

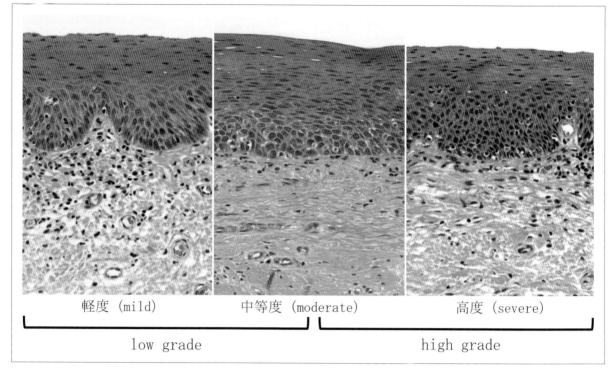

軽度（mild）　　　中等度（moderate）　　　高度（severe）

low grade　　　　　　　　　　high grade

図 7. 上皮性異形成の病理組織像（中拡大）
（東京歯科大学市川総合病院臨床検査科　橋本和彦先生のご厚意による）

疾患としては，色素性母斑や Peutz-Jeghers 症候群に代表されるメラニン沈着症，外来性色素沈着（歯科金属の組織迷入による）が挙げられる（図 8-a～c）．悪性黒色腫の肉眼的特徴は，色素苔と呼ばれる色素が滲み出たような黒褐色の病変を伴うことで，しばしば健常部を挟んで非連続性に複数の病変がみられる（図 8-d, e）．また，臨床的経過は極めて重要で，色素病変の急速な拡大により診断することが可能となる．生検などの機械的刺激は腫瘍の播種を助長するため，安易に行うべきではないとされる．口腔原発の悪性黒色腫は，予後が不良で早期にリンパ行性あるいは血行性に転移する．また，稀であるが黒色を呈さない無色素性悪性黒色腫もみられる．口腔原発の悪性黒色腫は適切な標準治療はなく，皮膚原発の診療ガイドラインを参考に行われている[16]．治療は，周囲健常組織を含めて広範囲に切除することが原則である．皮膚発症の悪性黒色腫と同様，20 mm 程度の広範囲な安全域を原則とした外科的切除および頸部郭清術の施行が望ましいが，口腔は顎骨や舌，鼻腔など隣接組織が複雑に密集しているため，これを

正しく行うことが難しい場合も少なくない．近年では，手術以外でも重粒子線治療や，DTIC（ダカルバジン），ACNU（ニムスチン塩酸塩），VCR（ビンクリスチン硫酸塩）3 剤併用に INF-β を加えた DAV-feron 療法に加え，ヒト型抗ヒト PD-1 モノクローナル抗体であるニボルマブ＋イピリムマブ併用療法，*BRAF* 遺伝子変異陽性患者に対しては，BRAF 阻害薬＋MEK 阻害薬併用療法の適応が報告されている[16][17]．

文　献

1) 国立がん研究センター/がん情報サービス/がん登録・統計，最終アクセス：2020 年 9 月 24 日（http://ganjoho.jp/reg_stat/statistics/stat/summary.html）.
2) Sekikawa S, Nomura T, Takano N, et al：Ten-year Clinical Trends among 575 Consecutive Oral Cancer Patients at Tokyo Dental College Oral Cancer Center. *Bull Tokyo Dent Coll*, **60**：251-260, 2019.
3) 池田雄介，野村武史，柴原孝彦ほか：口腔扁平上

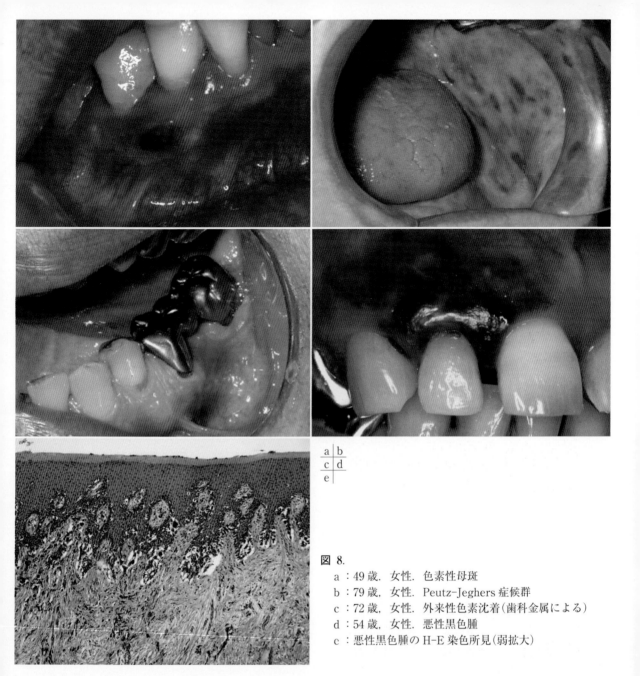

図 8.
a：49 歳．女性．色素性母斑
b：79 歳，女性．Peutz-Jeghers 症候群
c：72 歳，女性．外来性色素沈着（歯科金属による）
d：54 歳，女性．悪性黒色腫
e：悪性黒色腫の H-E 染色所見（弱拡大）

皮癌患者における重複癌の臨床的特徴および予後の検討．日口診誌，**31**：205-210，2018.

4）森川貴迪，野村武史，高野伸夫ほか：当科における若年者口腔癌 25 年間の臨床統計的検討．日口外誌，**62**：144-150，2016.

5）森川貴迪，野村武史，高野伸夫ほか：女性口腔扁平上皮癌症例の 34 年間の臨床的検討―単一施設における根治手術施行例の動向調査―．日口外誌，**65**：249-256，2019.

6）Amin MB：AJCC cancer staging manual, 8th ed, Springer, New York, pp. 3-94, 2017.

7）山添真治，髙野伸夫，野村武史ほか：局所進行口腔癌に対する超選択的動注化学放射線療法．歯科学報，**119**：307-313，2019.

8）Adel K, El-Naggar, John KC, et al：WHO Classification of Head and Neck Tumors, Lyon, pp. 112-115, 2017.

9）Isaäc van der Waal：Potentially malignant disorders of the oral and oropharyngeal mucosa；terminology, classification and present concepts of management. *Oral Oncology*, **45**：317-323, 2009.

10) Braakhuis BJM, Tabor MP, Kummer JA, et al：A Genetic Explanation of Slaughter's Concept of Field Cancerization：Evidence and Clinical Implications. *Can Res*, **63**：1727-1730, 2003.

11) Noguchi S, Sato K, Yamane G, et al：Expression of cytokeratin 13 and 17 in tongue squamous cell carcinoma and epithelial dysplasia. *J Oral Maxillofac Surg Med Pathol*, **23**：53-58, 2011.

12) Omar K, Richard JO, et al：Evaluation of a new binary system of grading oral epithelial dysplasia for prediction of malignant transformation. *Oral Oncol*, **42**：987-993, 2006.

13) Paul N, Hazel W, Paul M, et al：The binary oral dysplasia grading system：validity testing and suggested improvement. *Oral Surg Oral Med Oral Pathol Oral Radiol*, **115**：87-94, 2013.

14) 日本腫瘍学会(編)：口腔癌取扱い規約第2版，金原出版，pp. 82-90，2019.

15) 戸塚靖則，高戸 毅(監)：口腔科学，朝倉書店，p. 740，2013.

16) 日本皮膚科学会/日本皮膚悪性腫瘍学会(編)：科学的根拠に基づく皮膚悪性腫瘍診療ガイドライン第2版，金原出版，pp. 16-17，2015.

17) Ikawa H, Koto M, Nomura T, et al：Feasibility of carbon-ion radiotherapy for oral non-squamous cell carcinomas. *Head Neck*, **41**：1795-1803, 2019.

FAX による注文・住所変更届け

改定：2015 年 1 月

　毎度ご購読いただきましてありがとうございます．

　読者の皆様方に小社の本をより確実にお届けさせていただくために，FAX でのご注文・住所変更届けを受けつけております．この機会に是非ご利用ください．

◇ご利用方法

　FAX 専用注文書・住所変更届けは，そのまま切り離して FAX 用紙としてご利用ください．また，注文の場合手続き終了後，ご購入商品と郵便振替用紙を同封してお送りいたします．**代金が 5,000 円をこえる場合，代金引換便とさせて頂きます**．その他，申し込み・変更届けの方法は電話，郵便はがきも同様です．

◇代金引換について

　本の代金が 5,000 円をこえる場合，代金引換とさせて頂きます．配達員が商品をお届けした際に，現金またはクレジットカード・デビットカードにて代金を配達員にお支払い下さい(本の代金＋消費税＋送料)．(※年間定期購読と同時に 5,000 円をこえるご注文を頂いた場合は代金引換とはなりません．郵便振替用紙を同封して発送いたします．代金後払いという形になります．送料は定期購読を含むご注文の場合は頂きません)

◇年間定期購読のお申し込みについて

　年間定期購読は，1 年分を前金で頂いておりますため，代金引換とはなりません．郵便振替用紙を本と同封または別送いたします．送料無料，また何月号からでもお申込み頂けます．

　毎年末，次年度定期購読のご案内をお送りいたしますので，定期購読更新のお手間が非常に少なく済みます．

◇住所変更届けについて

　年間購読をお申し込みされております方は，その期間中お届け先が変更します際，必ずご連絡下さいますようよろしくお願い致します．

◇取消，変更について

　取消，変更につきましては，お早めに FAX，お電話でお知らせ下さい．

　返品は，原則として受けつけておりませんが，返品の場合の郵送料はお客様負担とさせていただきます．その際は必ず小社へご連絡ください．

◇ご送本について

　ご送本につきましては，ご注文がありましてから約 1 週間前後とみていただきたいと思います．お急ぎの方は，ご注文の際にその旨をご記入ください．至急送らせていただきます．2〜3 日でお手元に届くように手配いたします．

◇個人情報の利用目的

　お客様から収集させていただいた個人情報，ご注文情報は本サービスを提供する目的(本の発送，ご注文内容の確認，問い合わせに対しての回答等)以外には利用することはございません．

　その他，ご不明な点は小社までご連絡ください．

株式会社　全日本病院出版会

〒 113-0033 東京都文京区本郷 3-16-4-7F
電話 03(5689)5989　FAX03(5689)8030　郵便振替口座 00160-9-58753

FAX 専用注文用紙 5,000 円以上代金引換 (皮 '21.1)

Derma 年間定期購読申し込み(送料弊社負担)	
□ 2021 年__月~12 月　　□ 2020 年 1 月~12 月(定価 41,690 円)	

Derma バックナンバー申し込み (号数と冊数をご記入ください)		
No.　　／　　　冊	No.　　／　　　冊	No.　　／　　　冊

Monthly Book Derma. 創刊 20 周年記念書籍	
□ そこが知りたい 達人が伝授する日常皮膚診療の極意と裏ワザ(定価 13,200 円)	冊

Monthly Book Derma. 創刊 15 周年記念書籍	
□ 匠に学ぶ皮膚科外用療法―古きを生かす，最新を使う―(定価 7,150 円)	冊

Monthly Book Derma. No. 300('20.9 月増大号)	
□ 皮膚科医必携！外用療法・外用指導のポイント	冊

Monthly Book Derma. No. 294('20.4 月増刊号)	
□ "顔の赤み" 鑑別・治療アトラス(定価 6,380 円)	冊

Monthly Book Derma. No. 288('19.10 月増大号)	
□ 実践！皮膚外科小手術・皮弁術アトラス(定価 5,280 円)	冊

Monthly Book Derma. No. 281('19.4 月増刊号)	
□ これで鑑別は OK！ ダーモスコピー診断アトラス(定価 6,160 円)	冊

PEPARS 年間定期購読申し込み(送料弊社負担)	
□ 2021 年__月~12 月　　□ 2020 年 1 月~12 月(定価 42,020 円)	

PEPARS バックナンバー申し込み (号数と冊数をご記入ください)		
No.　　／　　　冊	No.　　／　　　冊	No.　　／　　　冊

PEPARS No. 147('19.3 月増大号)	
□ 美容医療の安全管理とトラブルシューティング(定価 5,720 円)	冊

PEPARS No. 135('18.3 月増大号)	
□ ベーシック＆アドバンス 皮弁テクニック(定価 5,720 円)	冊

□ 足爪治療マスター BOOK(定価 6,600 円)	冊
□ 日本美容外科学会会報 2020 Vol.42 特別号 美容医療診療指針(定価 2,750 円)	冊
□ 図解 こどものあざとできもの―診断力を身につける―	冊
□ Kampo Medicine　経方理論への第一歩(定価 3,300 円)	冊
□ 美容外科手術―合併症と対策―(定価 22,000 円)	冊
□ 足育学 外来でみるフットケア・フットヘルスウェア(定価 7,700 円)	冊
□ ケロイド・肥厚性瘢痕 診断・治療指針 2018(定価 4,180 円)	冊
□ 実践アトラス 美容外科注入治療 改訂第 2 版(定価 9,900 円)	冊
□ Non-Surgical 美容医療超実践講座(定価 15,400 円)	冊
□ カラーアトラス 爪の診療実践ガイド(定価 7,920 円)	冊
□ スキルアップ！ニキビ治療実践マニュアル(定価 5,720 円)	冊
□ イチからはじめる 美容医療機器の理論と実践(定価 6,600 円)	冊

その他(雑誌名/号数，書名と冊数をご記入ください)

□

お名前	フリガナ		診療科
		要捺印	
ご送付先	〒　　　―		

TEL：　　　（　　　　）	FAX：　　　（　　　　）

FAX 03-5689-8030 全日本病院出版会行

年　　月　　日

住 所 変 更 届 け

お 名 前	フリガナ	
お客様番号		毎回お送りしています封筒のお名前の右上に印字されております8ケタの番号をご記入下さい。
新お届け先	〒　　　　　　都道府県	
新電話番号	（　　　　　）	
変更日付	年　　月　　日より	月号より
旧お届け先	〒	

※ 年間購読を注文されております雑誌・書籍名に✓を付けて下さい。
- ☐ Monthly Book Orthopaedics （月刊誌）
- ☐ Monthly Book Derma. （月刊誌）
- ☐ 整形外科最小侵襲手術ジャーナル （季刊誌）
- ☐ Monthly Book Medical Rehabilitation （月刊誌）
- ☐ Monthly Book ENTONI （月刊誌）
- ☐ PEPARS （月刊誌）
- ☐ Monthly Book OCULISTA （月刊誌）

バックナンバー 一覧

2020 年 12 月現在

Monthly Book

Derma.
デルマ

―――― 2021 年度　年間購読料　42,130 円 ――――
通常号 2,750 円（本体価格 2,500 円＋税）×11 冊
増大号 5,500 円（本体価格 5,000 円＋税）×1 冊
増刊号 6,380 円（本体価格 5,800 円＋税）×1 冊

※各号定価：本体 2,500 円＋税（増刊・増大号は除く）

※ 2015 年以前のバックナンバーにつきましては，弊社ホームページ（https://www.zenniti.com）をご覧ください.

編集主幹：照井　　正　日本大学教授
　　　　　大山　　学　杏林大学教授

No. 304　編集企画：
髙橋愼一　東京歯科大学市川総合病院教授

Monthly Book Derma. No. 304

2021 年 1 月 15 日発行(毎月 15 日発行)
定価は表紙に表示してあります.
Printed in Japan

発行者　末　定　広　光
発行所　株式会社　全日本病院出版会
〒 113-0033 東京都文京区本郷 3 丁目 16 番 4 号 7 階
　　　　　電話 (03)5689-5989　Fax (03)5689-8030
　　　　　郵便振替口座 00160-9-58753
印刷・製本　三報社印刷株式会社　　電話 (03)3637-0005
広告取扱店　㈱メディカルブレーン　電話 (03)3814-5980